社
想
an imaginative society

叙事治疗的力量： 故事、知识、权力（全新修订版）

[澳] 迈克尔·怀特 (Michael White)
[新西兰] 戴维·埃普斯顿 (David Epston)　　著

廖世德　译

吴熙琄　审阅

曾立芳　校订

U0395743

华东理工大学出版社
EAST CHINA UNIVERSITY OF SCIENCE AND TECHNOLOGY PRESS
·上海·

图书在版编目(CIP)数据

　　叙事治疗的力量：故事、知识、权力：全新修订版/
(澳)迈克尔·怀特(Michael White)，(新西兰)戴维·
埃普斯顿(David Epston)著；廖世德译.—上海：华东
理工大学出版社，2022.1（2024.10重印）
　　（社想）
　　ISBN 978-7-5628-6297-0

　　Ⅰ.①叙…　Ⅱ.①迈…②戴…③廖…　Ⅲ.①精神疗
法　Ⅳ.①R493

中国版本图书馆 CIP 数据核字(2021)第 248790 号

策划编辑 / 刘　军
责任编辑 / 孟媛利
装帧设计 / 王　翔
出版发行 / 华东理工大学出版社有限公司
　　　　　　地址：上海市梅陇路 130 号，200237
　　　　　　电话：021-64250306
　　　　　　网址：www.ecustpress.cn
　　　　　　邮箱：zongbianban@ecustpress.cn
印　　刷 / 上海盛通时代印刷有限公司
开　　本 / 710 mm×1000 mm　1/16
印　　张 / 13.25
字　　数 / 207 千字
版　　次 / 2022 年 1 月第 1 版
印　　次 / 2024 年 10 月第 3 次
定　　价 / 118.00 元

推荐序一 不变的经典

吉尔·弗里德曼(Jill Freedman)/
埃文斯顿家庭医疗中心(Evanston Family Therapy Center)主任

本书于 1989 年在澳大利亚出版，原名为 *Literate Means to Therapeutic Ends*（意为"针对治疗目的的书写方法"）。接着于 1990 年增添了一章新内容后在美国重新出版，改名为 *Narrative Means to Therapeutic Ends*（意为"针对治疗目的的叙事方法"）。有些人认为"叙事治疗"这个名称由新的书名而来。的确没错，本书预告了叙事治疗的概念与实践，即将其范围扩展到创始者（澳大利亚的迈克尔·怀特与新西兰的戴维·埃普斯顿）所在"据点"之外的世界。

本书的第一、二章，我想我自己应该读了至少十几次。这两章是在所有关于叙事治疗的文章中唯一让我读得这么勤快的。对本书的每一次阅读都让我深受启发，让我对自己的工作及思考世界的方法感到兴奋不已。这些文章用较不常见的方式，即从文化论述与权力运作的角度来说明所谓的心理问题。

在埃文斯顿家庭医疗中心的年度计划中，每一年都会选用这两章作为指定阅读章节，学员们也从中获益良多。他们开始从不同的角度去观察当事人与问题，并愿意去尝试新的治疗方式。对像我这样从事叙事治疗教学的人来说，非常开心能看到本书的中文版又出了全新修订版！

我虽然强调本书的第一、二章对叙事治疗理论架构与概念的重要性，但我同样认为整本书其他章节的内容也很重要。第三章与第四章提供了丰富的例证，呈现了叙事治疗师运用书写文字来进行治疗的方法。

叙事治疗背后的概念是我们可以通过故事来理解自己的生命。对前来寻求治疗的来访者（当事人）而言，这些故事通常会比较负面。叙事治疗师可以提供的协助是解析这些负面的故事，厘清里面的结构。另外，也帮助来访者辨识出这些有问题的故事所没预测到的事件。经由治疗师提问与来访者响应之间的互动，来访者较为偏好的新故事就会浮现。因为有问题的旧故事不断地被重述，所以很容易让人相信。但是来访者又无法花一辈子的时间在治疗室中重述新的故事，好让这些故事强化成替代旧故事的另一个版本。幸好治疗文件（如信件、证书等）可以发挥作用，它们让来访者在遭到问题故事的强力反击时可以拿出来反复阅读强化。

在执业的过程中，我发现有些来访者会随身携带这些文件，有些来访者则是把文件贴在镜子上，或是用特别的盒子装起来放在床边。不知有多少次，许多来访者都曾提到文件的作用抵得上好几次的治疗对话。在本书中，怀特与埃普斯顿提供了各式各样的文件范例：书信、认证、清单、短笺，以及其他书面形式的文件。有些是悉心书写的信件，记录了治疗对话的每个细节；有些则是简短的便条，寥寥数语写下怀特或埃普斯顿在对话结束后才想到的问题。另外还有关于承诺、庆贺与预测的认证，全都使用了非常易懂的语言并以来访者熟悉的方式来书写。

因本书是第一本有关叙事治疗的著作，所以颇具历史意义。书中的概念与范例非常鲜活、重要，与怀特和埃普斯顿撰写的并无二致。对不熟悉叙事治疗的读者来说，本书是极佳的入门读物，甚至对像我这样的内行人来说，每次重读本书，还是会受到新的启发！

2018 年 3 月

推荐序二 叙事的发展与演化

吴熙琄/茵特森创意对话中心
(Center for Creative Dialogue)创办人

《叙事治疗的力量：故事、知识、权力》①自 2001 年在中国台湾出版至今已经有十七年了。记得在旧版本出版时，我邀请作者之一的迈克尔·怀特来台，在张老师基金会举办叙事治疗工作坊，并且全程担任口译员。虽然在那之前，我已经多次听过他的课了，但那次把迈克尔的授课内容翻译成中文，仍然令我觉得特别震撼。我记得开场时，我听着迈克尔讲述如何跟来访者开展工作，就感动得掉下眼泪来。这次的口译，是我第一次把迈克尔的英文叙事转换成中文叙事，用自己的母语来体会，跟听英文有很大的差别。三天的翻译工作使我的脑子时时都处在亢奋状态，我觉得迈克尔的教学非常充实，丰富无比并激励人心。现场约有一百五十人来听课，大家都听得非常过瘾。三天的课程结束之后，我对迈克尔说，希望未来有机会再请他来讲课，当时他跟我说："熙琄，你也可以讲啊！……你可以用中文跟很多人分享。"其实我自 1998 年开始就几乎每年寒假都回来分享我自迈克尔那儿学到的东西了，只是当时心里想，哪有可能像迈克尔讲得这么好呢。

自 2005 年我回来之后，就开始大量地在各地分享叙事治疗方法，通过演讲、公开示范、督导机构团体工作等形式，分享我在叙事治疗方面的心得。那时，我跑了许多城市，哪里有邀约我就去哪里，不论是乡村还是城市。此外，

① 【编者注】本书中文繁体字版书名为《故事、知識、權力：叙事治療的力量》。本次修订，更改为现书名。

我也在台北开办私塾培训课程，也在华人心理治疗研究发展基金会开办长期课程，从而陆陆续续和许多人在叙事上结缘。很可惜的是，自迈克尔 2008 年过世之后，再度亲炙迈克尔大师的风范已不可能。好在心灵工坊最近邀请了当年推动迈克尔叙事思想与技术最有力的吉尔·弗里德曼（Jill Freedman）来台，开始了一系列完整的叙事培训课程。

为什么这么多治疗师和学生要去学习此疗法呢？我想可能主要有以下几个原因。

一、他们相信人不是问题的标签，重要的是人和问题的关系。例如，人是被问题牵着鼻子走，还是找出办法去操纵问题，甚至变成操纵此种问题的专家。

二、把人从问题中解放出来。当人觉得被问题困住时，容易产生无助甚或自己是失败者的印象，但当人有方法去掌握问题时，人就变得有创造力，能去开发不同的资源，此时人顿时变得自由了，就能从问题的捆绑中解放出来。

三、不把人放入既有的模式中，也不用既有的观念去看待每一个人，因而此疗法能真正发现求助者的资源，纵使一开始资源看起来很少。例如，一个离家出走的孩子，一般人不免会用既有的观念去看待这个孩子，认为他是个有问题的孩子。但此疗法可能会去探索其离家出走时是如何照顾自己的，再通过其照顾自己的这个特质去看他是一个怎样的孩子，甚或通过这个特质去帮助他摆脱离家出走这个想法。

四、打破治疗师是专家的模式，进而去了解求助者如何变成自己或他人的专家。

五、帮助求助者找出全新的自我认同（identity），进而生活得更好，发掘一群支持者来支持这个全新的自我认同。

除此之外，我也陆续在马来西亚、新加坡等地，以中英双语陆续传授与叙事相关的课程。2006 年年底，我首度被邀请到北京讲授叙事治疗。当时，叙事治疗对咨询师培训工作刚起步的大陆而言还是一个很新的学派，但这么多年耕耘下来，已经有许多在地的老师加入了培训工作。弗里德曼也于几年前开始在南京及其他城市开课，失去了迈克尔的澳大利亚杜维曲中心近期更开始在大陆推行执照资格培训与硕士课程。现在，叙事治疗在大陆已经正式成为心理工作者需要学习的主流方法之一。2018 年 5 月，在大陆将举办的第一次叙事大会，将成为一个在叙事发展方面的里程碑。

我一直觉得自己很幸运，在攻读博士学位阶段就接触到当时正蓬勃发展的后现代心理治疗与家族治疗思潮，尤其是能接触到迈克尔，他对我的影响极为深远。因此，我希望能够将我从迈克尔身上学到的，特别是将验证过的本质的东西跟大家分享。我一直认为，光看书是不够的，看书只能得到抽象的文字概念，但亲自接触老师，从示范、讨论、演练中直接体验老师的风范，所学到的才会是立体而实际可操作的。所以回来这么多年，我没有把时间放在整理自己理念的工作上，而主要把时间放在如何让大家有机会通过我接触到从迈克尔身上学到的叙事哲学上。先让大家体验到我从迈克尔身上学到的叙事精神，才可以让大家带着这个体验去尝试如何把叙事精神应用到生活与工作中。从 2005 到 2018 年的这段日子里，我的主要意图就是邀请大家去体会叙事到底是什么，在叙事中能体会到怎样的关系，在叙事中能体验到怎样的自己。作为叙事的传播者，我的心意是陪伴大家"活出"叙事，而不只是专注于对知识与技术的介绍。

现在叙事发展非常活跃，坊间有许多老师将叙事运用在不同的领域中，如心理咨询、家族治疗以及社工界、医疗界、教育界和生活场域等。也有人把叙事跟不同的艺术或心理学派相结合，如叙事和艺术治疗、叙事和心理剧、叙事和舞蹈治疗、叙事和医疗、叙事和沙游疗法、叙事和催眠、叙事的牌卡、叙事的故事研究等。我想叙事之所以可以跟这么多不同领域相结合，很可能是因为它源自人性的世界观，对"人"的理解与"看见"特别重视。这个治疗学派具有坚定的哲学根底，已不再只是个技术了，其适用范围会越来越广。因此，我预测，未来叙事和不同学科的整合与研究还会不断深入。

过去的研究中所提到的叙事治疗可能只是在教科书内简单介绍的一章，但是现在开设的叙事治疗课程以及与叙事相关的硕士和博士论文研究也在大幅增加。我觉得很幸运，我们有机会接触到叙事，而且将叙事放在我们的服务工作当中不断学习，还能将其充分落实到生活当中。

叙事治疗的出现是心理学界一个很大的思维转换。虽然我们每个人和不同学派的缘分都不太一样，但是只要从事对话工作，不管是咨询师、心理师、家族治疗师、社工师，还是观护人员、精神科医师、精神科护理师、教师等，为了因应不断变化的现代问题与挑战，都应主动去接触不同的学问，而不是固守单一的技术，绝望而束手无策地面对多变的未来。

　　《叙事治疗的力量：故事、知识、权力》是迈克尔老师在美国出版的第一本书，当时震惊了学界与心理治疗、家族治疗领域中的许多人，它确实是一本经典。我希望这本书在未来能够继续带来激励，成为开启和引领大家的力量。感谢对它的再版，感谢立芳的校订，让更多人可以受惠于这本书。

2018 年 3 月初春

推荐序三 从『尾声』创造『开端』

迈克尔·怀特（Michael White，1948－2008）在南澳大利亚阿德莱德（Adelaide）出生长大。他于 1979 年从南澳大学社会工作系毕业后，在阿德莱德儿童医院担任精神科社会工作者。1983 年，他创立了杜维曲中心（Dulwich Center），成为执业的家族治疗师。2008 年 1 月，他设立了阿德莱德叙事治疗中心，提供面向个人、夫妻、家庭、团体的咨询服务，并和社区合作，开设培训讲习班。 阿德莱德叙事治疗中心成为孵育与探索叙事实践的最佳沃土。怀特在叙事治疗上的伙伴——戴维·埃普斯顿（David Epston）说："怀特是素人哲学家……他是技巧高超的冲浪者，航行在未知之海，带着我们许多人和他一起享受'解构'世界的乐趣。"怀特将自己定义为实践学者（Practitioner-scholar），他让专业实践与理论概念紧密结合。怀特身上有一种拓荒的冒险家精神，不禁令人庆幸，还好他没有继续留在学校，被学院式传统的治疗理论捆绑，或许正因为他敢于抛弃专家学者的光环，才能让自己真正发光。除了著述无数，他还获得了许多称号，如美国婚姻与家庭治疗协会国际研究员、美国婚姻与家庭治疗协会大师，采访会议（组委会）及加利福尼亚奥林达肯尼迪大学还授予其人文学名誉博士，以表扬其对家族治疗理论与实践的杰出贡献。

怀特广博的学思历程造就了他深厚的理论基础和独创的治疗视野。早期他深受美国心理学家威廉·詹姆斯（William James）的启发，詹姆斯确定了心理学研究的目的不在于发现构成意识的基本元素，而在于研究个体意识在适应其所处的环境时所发挥的功能。他尤其认为，世间无绝对真理，真理取决于实际效用，而且真理常随时代环境变迁而改变；适合时代环境而有效用者，即是真理。詹姆斯的实用主义思想是怀特发展叙事治疗知识论与世界观的启蒙依据。苏联文化历史心理学家雷夫·维高斯基（Lev Vygotsky）的研究领域除了语言发展、教育心理学外，还涉及儿童发展过程中文化调解和人际沟通的重要作用。他观察到，这些相互作用可以发展出更高的心理功能，也代表了文化的共同知识，他把这个过程称为内化（internalization）。"内化"可以理解为"知道如何"（knowing how）。怀特也想要"知道如何"获得在地知识的心理学机制。怀特离世前的重要巨著《叙事治疗的工作地图》，可溯源于维高斯基"潜能发展区"（zone of proximal development, ZPD）的启迪，怀特设计"鹰架对话"（scaffolding conversations），帮助当事人将问题或旧有的习惯与自己分开，然后在中间搭起鹰架，让当事人能有一块"潜能发展区"，以帮助其探索更多新的可能性。维高斯基的研究和论述为他提供了重要的框架。

怀特后来受英国社会科学及语言学家格雷戈里·贝特森（Gregory Bateson）系统理论和控制论的影响，及早启动了治疗典范的转向——从系统到故事。贝特森提出，西方认识论作为一种思维方式，致使人们对所有系统施加专制统治的心态；贝特森强调，人永远无法控制整个系统，因为系统不能以线性的方式运作。系统的非线性性质，注定了人无法为系统创建人为的规则，否则人将变成自制系统的奴隶。后来，他广泛接受各种论述的刺激：受到美国心理学家杰尔姆·布鲁纳（Jerome Bruner）心理语言学理论中的叙说建构、生命自传历程等观点的影响；受到文化人类学家克利福德·吉尔茨（Clifford Geertz）的文化诠释方法、地方知识的观点、丰厚的描述等的影响；受到具备种族、性别敏感度的芭芭拉·梅耶霍夫（Barbara Myerhoff）人类学研究中的异国情调的文化、世俗仪式、生命史双重框架等的熏陶；受到苏格兰文化人类学家维克多·特纳（Victor Turner）象征人类学或象征与诠释人类学中提到的过关仪式、移动中的文化、社会剧与中介性理论、结构和反结构等的感染。这些人类学家、社会学家和哲学家，可以说间接地都是怀特的老师。在怀特的论述中，可以看到他重视文化诠释、地方知识、丰厚描述、双重类比、过关仪式等影响的痕迹。

怀特晚期也被后结构主义及法国的批判哲学家的思潮所吸引。后结构主义哲学家米歇尔·福柯（Michel Foucault）以知识社会学观点论述知识与权力的关系，他认为"真理"是运用权力的结果，而人只不过是使用权力的工具。福柯认为，依靠一个真理系统建立的权力可以通过讨论、知识、历史等被质疑，而通过强调身体、贬低思考或艺术创造也可以挑战这样的权力。这些想法在很大程度上刺激了怀特更加重视反思治疗师和当事人之间的角色权力关系，以及治疗理论作为专业知识对治疗关系中的权力分布的影响。法国批判哲学家雅克·德希达（Jacques Derrida）认为，在柏拉图的形而上学的传统中，有意地采用二元对立的方式将在场／不在场、生／死、本质／表象、内在／外在、言说／书写等概念对立起来，前者往往被暗示是好的，而后者往往是被贬抑的，他认为，因受到传统形而上学的贬抑，具有不确定性的"书写"就被"确定"在二元逻辑上，所以，德希达借由"书写"的不确定性来倡导语言的自由游戏，即借由意义的无限衍异来破坏形而上学的基础，揭示"书写"的不透明性和中介特性，以及文字传达意义的延宕、挪移及后设性。而"差异"（difference，或延异、衍异、分延）的观念更直指意义表现、实践的无限播散及分裂可能。这些观念也支持怀特的双重聆听的概念，仔细聆听当事人隐而未显的支线故事，并且以更自由的书信、重新整合等灵活的方式，去协助当事人在治疗过程中创造更多挪移位置与衍异意义的可能性。怀特与其专业生涯中重要的合作伙伴戴维·埃普斯顿并称为叙事治疗法的创始人。怀特与埃普斯顿最初合著的也是他们最重要的一本书——*Literate Means to Therapeutic Ends* 于 1989 年在杜维曲中心印行。1990 年，这本书在纽约出版时书名已更改为 *Narrative Means to Therapeutic Ends*（《叙事治疗的力量》），改后的书名直接清晰地体现了该书的意旨："以叙事理路达至治疗目的"或"以叙事方法达到治疗结果"。该书奠定了叙事治疗在治疗领域的专业地位。怀特以其著述作为专业的叙说，他是一位饱览群籍、勤奋写作的实务工作者，他陆续出版创作的文章和书籍包括：

• 《经验、矛盾、叙说与想象力：埃普斯顿和怀特的精选论文》（*Experience, Contradiction, Narrative and Imagination: Selected papers of David Epston & Michael White*，1989－1991，Epston & White），是将从 1989 年到 1991 年零零星星和埃普斯顿一起完成的文章整理出来而形成的；

- 《重写生活》（*Re-Authoring Lives*，1995）；

- 《治疗师的生活之叙说》（*Narratives of Therapists' Lives*，1995）；

- 《叙事实践的反思》（*Reflections on Narrative Practice*，2000）；

- 《叙事实践与异样生命：复苏日常生活中的多样性》（*Narrative Practice and Exotic Lives: Resurrecting diversity in everyday life*，2004）；

- 《说故事的魔力： 儿童与叙事治疗》（*Narrative Therapy with Children and their Families*，White & Morgan，2006）（李淑珺译，2008）；

- 《叙事治疗的工作地图》（*Maps of Narrative Practice*，2007）（黄孟娇译，2008）；

- 《叙事治疗的实践： 与迈克尔持续对话》（*Narrative Practice: Continuing the conversations*，2011）（丁凡译，2012）。

2008 年，巴里·鲍恩（Barry Bowen）编辑了埃普斯顿手边未出版的一本文稿——《向下和向上： 带着叙事疗法的旅行》。这本书在怀特去世的同年出版，纪念意味浓厚，最初由英国的家族治疗协会（AFT）出版，目前已经绝版了。英国的家族治疗协会慷慨地将手稿免费提供给有关方面，现在可以通过输入书名下载全文 PDF 文档。在书中可以看到埃普斯顿情深义重地写道： 在爱中纪念怀特（1948—2008），我的挚友、同事和"兄弟"。

《叙事治疗的工作地图》这本书应该是怀特继 1990 年首作之后的重要著述，统整过去十几年的实务经验之大成，他用"地图"来揭示他要走的路，说明在治疗过程中为什么要走向这个或那个方向，同时他也警告说这不是手册，你找不到像麦当劳套餐似的建议。埃普斯顿于 2016 年在系统治疗期刊上发表了《重新思考叙事疗法： 未来的历史》，整篇文章都在回应怀特的《叙事治疗的工作地图》这本书中的问题。埃普斯顿在文中说道： 以怀特的学术生涯历程，他必须写这样一本跟"地图"有关的书，来交代他的"临床实务工作的概念化方法"。很多朋友和同行都对这本书爱不释手、无法掩卷，但是他呼吁，读者不可以按图索骥地去做临床实践。我想，埃普斯顿这篇姑且可被称为回应文或书评的文章，是以苦口婆心、大声疾呼的方式，再一次定调叙事治疗： 所谓"地图"，是正好把你带到没有地图的国度，让你快速找到自己的路径。

《叙事治疗的实践： 与迈克尔持续对话》这本书是怀特去世后，埃普斯顿在杜维曲中心的文件系统中努力找出的珍贵数据，汇集了怀特描述自己工作的谈话、演讲内容及工作背后的思想、决心和目标，因而显得弥足珍贵。

虽然怀特在 2008 年 4 月 4 日因突发心脏病不幸过世，但是他给学界带来了巨大的影响。1994 年至 2008 年，与叙说取向相关的期刊、学位论文共 272 篇；2001 年至 2008 年，共计 256 篇，占 94.1%；最后五年，即 2004 年至 2008 年，共计 200 篇，占 73.5%；1998 年之前每年几乎都只有一两篇而已。后续发现，2010 年到 2014 年，学界累计将近 500 篇学位论文，期刊论文 32 篇；2005 年至 2014 年，期刊论文共计 61 篇，其中半数以上（32 篇）在最后五年发表。2018 年是怀特逝世十周年，时至今日，他对咨询、辅导、教育、社工等学界研究主题与方法的影响力仍然很大。

怀特的叙事治疗概念非常繁复、多样。"外化"应该是他理论中最重要、最基础的核心内容，由此而衍生出的其他叙事治疗方法如重写对话、重组会员对话、定义式仪式、突显特殊意义事件的对话和鹰架对话等，能在实务工作中帮助当事人叙说并丰富生命故事，助之从中找到亮点、理出意义，为过去或当下的问题提供出口，进而帮助当事人发展出其他新的可能性。怀特的概念深深影响着全世界的治疗师，但是，深爱叙事治疗的人一定同意，怀特会期待我们一起从他的"尾声"中去创造新的"开端"。

2018 年 3 月初春

译者简介

廖世德，1953 年生，译有《反叛手册》《物理之舞》《宝瓶同谋》《性与权力的解剖》以及克里希那穆提系列丛书。

吴熙琄，美国爱荷华州立大学婚姻与家族治疗博士。美国婚姻与家族治疗协会（AAMFT）认证督导、美国陶斯（The Taos Institute）后现代学院院士、美国休斯敦加尔维斯顿中心（Huston Galveston Institute）特约教授、中科院北京分院心理所后现代研究中心顾问。2005 年便致力于后现代叙事对话的推广，在大陆和台湾做过多次定期性的教学。2013 年在台北创立茵特森创意对话中心（Center for Creative Dialogue）。

校订者简介

曾立芳，心理工作者、口译工作者，美国印第安纳大学咨询硕士，获澳大利亚杜维曲（Dulwich）叙事治疗中心国际叙事与小区工作训练证书、咨询心理师证照。

前言 持续的创新力量

卡尔·汤姆(Karl Tomm, MD)

不论是什么领域，能够进行创新都是一大成就。若创新的方向有别于以往，并开拓出新的领域，便能说是出类拔萃了。在我看来，迈克尔·怀特和戴维·埃普斯顿在家族治疗领域所做的正是这种开拓。本书呈现的是他们实务工作成就的精华，记录了他们大胆创新、深入人类困境进行勘查、思考的结果。他们对家族治疗具有原创性的贡献。

怀特和埃普斯顿都是很有天分的临床工作者，两人皆具独特的个人风格，但也有许多共通之处。他们在过去几年的合作中创造了许多新的观念和方法，对许多专业治疗师的实务工作产生了极大的启迪，甚至可以说世界各地的家族治疗师都能感受到他们的影响。我三年前开始接触他们的工作，我个人的治疗风格也因此产生了重大变化。由于他们的另辟蹊径，我得以进入全新的治疗领域。正是由于受到他们的影响，我在治疗专业和个人方面都有了长足的进步。我的许多同事和朋友也有类似的体验。换句话说，他们两位不仅在个人实务工作的知识和方法上开拓出新的领域，同时也为其他治疗师指引出了崭新的路线。

知识和权力的纠葛

　　这两位作者所探索、阐述并邀请我们进入的新领域到底是什么呢？在我看来，其中最重要的一项就是怀特所说的"问题的外化"（externalizing the problem）。只要能把人和问题清楚分开，就能够仔细检视人与问题之间互相作用的动力和发展方向。如此一来，我们就能处理好关键性的问题：是问题对人的影响比较大，还是人对问题的影响比较大？怀特对此主题进行了理论上的深度探索。他发现，人们平常（typically）描述问题的态度会产生压制效应（oppressive effect），也指出我们描述问题所用的知识本身有结构性的影响力，而且会把人困住。在此，他进入了本体论和认识论的领域，我们的生活都深受它们的影响。虽然对我们来说这好像很遥远，或许令人害怕，但我们的生活都深受其影响且我们毫无觉察。例如，自我认同（identity）都是由我们的"自我了解"及对自己的描述所构成的。但我们所了解的自己，大部分是在我们所置身的文化中被描述、标签、分类、评价、隔离、排除等界定出来的。事实上，生活在语言当中的人们，都受到默认的语言习惯和隐形的社会文化交互作用下的社会"控制"的影响。换句话说，只要某人的家人、朋友、邻居、同事以及专业人士认定他"有"某种特质或问题，事实上便已经对他行使了"权力"（power），并将此"知识"套用在此人身上。因此，在社会领域当中，知识和权力是紧密相关的。

　　怀特在探索与阐述这些复杂议题时借用了福柯（Michel Foucault）对现代历史的哲学分析。事实上，本书最大的原创性贡献之一就是怀特对福柯观点的分析以及阐述的这些观点对治疗领域的启发，这将呈现在第一章。第一章实际上是重要的理论说明，涵盖许多重要的领域，其中最重要的是"知识就是权力"（knowledge as power）——这是家族治疗最初探索的广袤领域。在此章中，怀特扩展了"外化问题"的创新工作方式。他揭露了"知识技术"（knowledge techniques）会剥夺人的力量，却给予问题力量。因此，如果能够辨识出这种细微的技术（如在描述时将问题等同于个人），人们就能将问题外化并协助人们逃离问题的影响。

书写文字的魔力

埃普斯顿和怀特在本书中为我们展开的第二个领域，是书写的文字可以以多种方法应用在治疗上面。这就是《叙事治疗的力量：故事、知识、权力》的国度，本书所有章节都在讨论这个主题。他们在书中提出的治疗案例多元且丰富。他们利用简短的案例，列举了许多治疗性的书信、邀请函、推荐信、证书、预言、宣言等实例。身为读者，我们可以自由地拣选各种治疗方式，因为我们是在一片已然用心耕耘、灌溉、锄草的新园地中采收果实。这里的许多案例值得我们一读再读、仔细研究，只要做到，必能满载而归。而且，读者一旦发现这片园地能为临床工作提供丰富的滋养，我相信他们将流连忘返。

埃普斯顿每次会谈结束后都会写总结治疗历程的信件，他特别强调这些信件具有治疗潜能。他规定自己在每次会谈后都写信给当事人或其家庭成员。这些信件的副本通常是他唯一成文的会谈记录。事实上，当事人、家庭成员和治疗师便是以这种方式分享彼此的临床"档案"的。这种做法是一种突破，在治疗师和当事人之间创造了比较平等的关系。

埃普斯顿和怀特的书信的独特迷人之处在其内容和风格。这些信件绝非单纯的"客观"描述：内容经过仔细筛选，以凸显某些特点；这些经验与事件可能具有启发性，可能清楚描绘出当事人所具备的丰富资源，也可能形成具有治疗潜力的"故事"。信件大量使用假设的语句和当事人的语言。他们以不寻常的方式运用平常的语言创造一种新颖的感觉，刺激读者的想象力和参与感。例如，"充满罪恶感的生活等于终身监禁"这样的语句使人震撼；将意思相反的句子并列，如用"惹上麻烦并且变得更加麻烦……或者远离麻烦并且不再困扰"（getting into trouble and becoming more troubled...or getting out of trouble and becoming untroubled）之类的句子强化人们的自主选择权。这种文字风格直指人心，即使是身为没有直接关系的第三者，读起来也深受吸引。

探索故事的意义

为了建立概念框架，埃普斯顿和怀特在探索这种叙事法时，使用"叙事文本"（narrative text）的观念。他们把治疗（therapy）比喻为"人们遭遇问题时，对生活与经验过程的'叙说'（storying）与／或'再叙说'（re-storying）"的历程。换句话说，通过白纸黑字，记录经过挑选的事件与意义，那些具有治疗功能的信件和证书便能有效促使人们重新去创造新的、得以脱困的叙事。这种比喻具有相当直接的吸引力，并为人们的生活带来活力。

这种叙事文本的比喻还能够衔接"叙事法"和"知识就是权力"这两个领域。人们在叙说生命故事的过程中为自己的经验赋予意义，我们也通过这些故事累积知识，演绎自己的生命历程。当然，故事可能是资源，也可能是负累。例如，大部分人对自己、对他人、对种种关系都有着多重故事。有的故事能为我们增添能力和幸福，有的却会助长限制、剥夺、贬低，甚至病理化我们自身、他人或关系。此外，有些故事还能抚慰、提升、解放、提振甚至治愈我们。

有些故事大篇幅地占据着我们的生命经验，我们还会据此诠释其他生活事件。这样的故事在某种程度上决定了我们的生活经验的本质及行为模式。如果是充满问题的故事占优势，我们就会不断经历失望和痛苦。鉴于人天生的保守倾向，我们会越来越难脱困，让自己习惯性地衍出问题故事。正因为人们受到问题知识的支配，所以病理化的故事会持续上演。因此，探索"知识就是权力"才显得更为重要。埃普斯顿和怀特邀请我们问问自己：如果主线故事充满了问题，我们要如何写出解放个人和集体的故事？通过本书的出版，两位作者分享了他们的发现。但是，我们如何做好准备，加入他们的探索，让自己具备叙事治疗的技巧，以协助人们及其家庭成员享有充满生机的生活，则值得持续深思。

[作者现任职于加拿大卡尔加里大学（University of Calgary）医学院]

作者序　书之诞生

迈克尔·怀特

　　本书的写作，最初的灵感来自戴维·埃普斯顿。是他提议由杜维曲中心出版部根据《杜维曲评论》（*Dulwich Center Review*）出版一本倡导在治疗法中使用信件的书。谢丽尔·怀特（Cheryl White）对这个想法非常感兴趣，她的热忱鼓舞了我们，我们开始认真考虑这个计划，为可能的内容提出一个架构。

　　戴维和我早有信件往来，但我直到 1981 年在阿德莱德举办的第二届澳大利亚家族治疗会议（Second Australian Family Therapy）上才接触他的研究工作。那一次我并没有报名参加他的工作坊，还迟到了半个小时，但是当时课程委员会的几位委员的热情评论吸引了我。他们的评论，还有那种呈现素材的方式，引发了我的好奇。这次的见闻使我发现了我们在理念和实践上的相似之处。我和戴维后来见了面、谈了话，这就是我们的友谊与专业联结的开始。

　　从那个时候起，戴维一直通过工作坊的形式以他的故事吸引澳大利亚和新西兰的听众，并鼓舞了当代治疗师进一步推进说故事的传统。我相信，他做的这些，对"在地深耕"（Down Under）的治疗风格有很大的贡献。很多人都是经由《澳大利亚与新西兰家族治疗学报》（*Australian and New Zealand Journal of Family Therapy*）的《故事角落》（"Story Corner"）专栏了解这种说故事的传统与风格的。戴维从一开始就主持这个专栏，且它一直是该学报最受欢迎的专栏。

　　戴维始终能够创新地应用故事类比来呈现问题。详情请参阅他已经出版的几本著作（Epston，1983，1984a，1985a，1985b，1986a，1986b，1986c；Epston & Whitney，1988；Barlow，1987）。

无疑，他童年奇妙的生活经历和先前人类学领域的工作使他非常擅长讲故事。事实上，只要想想他在治疗界独特的地位，我们就会发现他根本不曾离开过人类学领域。人们对人类学学位的定义是"知识的偷猎执照"，这个定义恰如其分地体现了他的认真态度。他跨领域地搜集可以用来说故事的观念，为了追寻有用的比喻来诠释发生在社会体系下的事件，他不惜打破各个学科领域的界线。

戴维和谢丽尔·怀特一直鼓励我了解故事类比。谢丽尔对这种模拟法的热忱来自她所阅读的女性主义著作。我从自己对她的响应中发现，故事类比，或者更广泛而言，文本类比（text analogy）①的概念和我从人类学家格雷戈里·贝特森（Gregory Bateson）的认识论中发现的概念一致。我对贝特森的著作产生兴趣也已有相当时日。

在努力提升治疗质量的过程中，我们曾经对写作法做过许多实验。我们都接受的前提是：虽然言语和书写这两者有相当大的重叠，但也分别以不同的形式存在。我们相信，对面对困境的人们而言，写作法开启了崭新的空间。关于这种工作方式，我们得到的回馈使我们更加努力。我们将持续检视和探索不同的工作方式，以拓展叙事法和写作法的运用方式。

我和戴维相距了几千公里（他住在新西兰的奥克兰，我住在澳大利亚南部的阿德莱德），所以本书的大部分内容都是由我们各自独立完成的。然而，我们通过读对方的著作、书信及共同主持工作坊，相互支持。我相信，读者在我们应用的方法上会发现很多共同的规律，也会了解这一联结使我们双方都获益匪浅。

---

① 【校订注】依据本书脉络，analogy 所表达的意义贴近"类比"的概念，为求文意的清晰、流畅，本书中 text analogy 译为"文本类比"而非"文本模拟"，analogy 译为"类比"。

目

录

叙事治疗的力量：故事、知识、权力（全新修订版）

第一章

故事、知识和权力

　　我在本章中概述了社会理论近年来的发展，重点是介绍文本类比和福柯的思想，还包括力主在治疗中加入写作的方法。我一直认为，文本类比提供的架构使我们得以思考人的生活与关系中一个比较宽广的社会政治脉络，而福柯对权力／知识的分析，正好可以为这个脉络提供细节。

我（迈克尔·怀特）将在本章讨论我和戴维都很感兴趣的当代社会理论发展，其中包括米歇尔·福柯（Michel Foucault）关于知识与权力的思考。福柯是法国的知识分子，自认是"思想体系的历史学家"。我们认为他的理论非常重要。

读者或许很熟悉近年来家族治疗的相关文献中有关"权力"的论战。我大胆地将这种论战中的各种观点简述如下：有人认为权力根本不存在，而是建构在语言里，是那些受影响的人参与后赋予了权力的存在；有人认为，权力是真实存在的，某些人掌握权力，压制他人。这种论战最后似乎走进了死胡同，不能再帮助我们思考权力与权力运作等相关议题了。

我们认为福柯为这条死胡同开辟了出口。然而，如果不熟悉他的观念和写作风格，很多人会觉得他的书不易理解。在这里，我将以最大的努力来解说他的观点，以期达到帮助大家了解他的观点的目的，我不确定自己是否能够做到这一点，这只能交由读者自行判断。

读者或许可以选择跳过本章，先读第二、三、四章，等想了解我们的治疗工作背后的理论与政治脉络时，再回来读第一章。

我通过贝特森（Bateson，1972，1979）的著作接触到"诠释法"（interpretive method）。在这里，我所说的诠释法不是精神分析的诠释。社会科学家所说的诠释法，是指我们从外在世界创造意义的过程。由于我们不可能了解客观现实，所以需要对所有的"知"加以解释。

关于发生在有机系统（living systems）理论中的现象解释，贝特森质疑了线性因果观念（该观念主要是从牛顿物理学衍生而来的）的适用性。他认为，我们根本不可能了解客观现实。柯奇布斯基（Korzybski）的名言"地图不等于疆域"（The map is not the territory）指出了我们对外在事物的理解、我们所赋予事物的意义都受限于接收信息的脉络，即受限于我们建构外界地图的前提与预设的网络。他认为，可以在此将地图代换成模式，我们对任何现象的解释，都由是否符合已知模式而定，这叫作"以偏概全"（part for whole coding，Bateson，1972）。然而，不仅我们对事物的解释是由接收脉络所决定的，而且我们也因为生存本能而自动删除不符合原有模式的事物，因而这样的事物对我们来说是不存在的。

贝特森的理念使我开始注意到我们平常在治疗中所忽略的"暂时性"（temporal dimension）。他认为，所有的信息都是"具有差异性的新信息"，但必须有感受到"差异"的知觉，我们才会对有机系统产生全新的反应。我们要知晓差异、要测知变化，就必须厘清时间流逝中发生的事情。他提出：

....

人的感官只能接受具有差异的信息，这种差异一定要编码成发生在时空当中的事件(如编码成"变化")我们才察觉得到。(Bateson，1979：79)

....

思考文本类比的时候我发现"地图"和"叙事"在概念上具有相似性。然而，叙事必须以跨越时空的模式来定位事件，这明显比地图概念更优越。叙事法包括了暂时性。借用美国人类学家布鲁纳(Edward Bruner)的话：

....

我的结论是，叙事结构优于隐喻、典范等相关概念，因为叙事结构强调秩序与序列，相对适用于研究变化、生活周期或任何发展历程。作为一种模型，故事同时兼具两种面向——既是线性的，又是瞬间的。(1986a：153)

....

至于家族治疗(这一直是我们特别关注的领域)，诠释法并不认为家庭的潜在结构或功能决定了家庭成员之间的行为与互动；而是成员对事件所赋予的意义决定了他们的行为。因此，长期以来，我对人们如何依据特定意义组织生活，以及因此使问题能"生存"及"发展"很感兴趣。相对于其他家族治疗理论认为问题是因应家庭成员或系统的需求而产生的，我关注的是构成问题所需的必要条件，以及这些条件对人们的生活与关系所造成的影响。我认为，家庭成员对问题共同且不当的反应构成了问题得以生存、延续的条件(White，1986a)。

在过去的著作当中，我曾经提到问题如何在各种"趋势"的脉络中拥有自己的生命，并随时间的推移而增强其影响。我也讨论到家庭成员似乎浑然不知他们如何围绕在问题定义之下，与问题共同演化。此外，我还倡导以"外化"的机制协助家庭成员将他们的生命和关系与充满"问题"的描述区分开来(White，1984，1 986a，1986b，1986c，1987)。[①]

对我来说，文本类比是指出人们围绕着特定问题而组织生活的另一种描述方法。通过这种类比的观点，人们组织生活的方式可以说反映了特定

───────────────

① 关于这些观念的详述，参见门罗(Murro，1987)的相关著作。

故事／叙事中"读者"与"作者"之间的互动。问题的生命周期或风格构成了问题故事。这种描述开启了新的探索领域（包括探索产生富有故事感的文本机制），也鼓励了我，使我提出"富含优点故事的治疗法"（White,1988）。

类　比

　　自社会科学发展之初，社会科学家为了维护自己的志业，建立此领域的合理性及正当性，便借用实证的自然科学的原则，以诠释社会系统中的事件。然而，实证主义——人能够直接获取世界的知识——的观念却受到了挑战，社会科学家也开始了解其他科学家运用的类比，事实上，很多已经被自然科学家所使用的概念也是他们从别的地方挪用的。

　　美国人类学家克利福德·吉尔茨（Clifford Geertz）说："蒸汽机对科学的贡献远远大于科学对蒸汽机的贡献。"自然科学家在建立并使理论精细化的过程中，可以自由地转向并寻求不同的隐喻。吉尔茨认为这种转变是"社会思想的再成型"。

　　社会科学家自此明白自己不需要模仿自然科学家，不需要成为闭门造车的人文学者，不需要以发明新领域为研究目标。他们可以履行自己的天职，发掘集体生活的秩序……（1983：21）

　　现在大家已经公认，所有赋予事物意义的说法都是诠释的结果，都是追寻的产物，而决定这份追寻的，是我们所采用的地图、类比或如欧文·戈夫曼（Erving Goffman）所说的"诠释框架"。因此，我们采用的类比决定了我们如何看待世界，决定我们如何对事件提出怀疑，决定我们所建构的真实，决定参与探询的人要体验怎样的"真实"结果。我们采取的观点决定了我们撷取外在真实的特性。

　　下面，我将提出不同的类比列表（见表1.1）。这个表格受到吉尔茨重现社会科学发展的启发，试图呈现社会科学在短暂的发展历史中所采用的类比及伴随而来的建构。表格的第一列列举观点，第二列是根据观点所建构的社会组织，第三列是对事件的诠释呈现为问题的可能性，第四列是运用特定类比所产生的解决方法。应该注意的是，这个表格无法罗列所有社会科学所运用的类比。

表 1.1　类 比 表

类比的来源	据此建构的社会组织	建构的问题	建构的解决方法
实证自然科学	依水力学及机械原理精心制作的器械	突破、逆转、不足、损害	单一成因、精准分析、修复、重新建构、矫正
生物科学	类有机体	潜在问题的症状、功能的满足、整体	指出病理、正确诊断、针对病理的手术与根除
社会科学游戏理论	严肃游戏	策略、采取行动	竞赛、抵抗的行动、策略的运用
戏剧	生活戏剧	角色、剧本、表演	角色的改写、选择替代的戏剧形式
仪式历程	人生大事及其重要仪式	转变：分离、中介状态、再融入	勘测、区分不同的状态
文本	行为文本	压抑的表现，主流故事或知识	开启替代性故事的创作空间

我们如何挑选或决定采用何种类比？这通常是由多重因素决定的，包括意识形态和主流的文化习俗。在选择某种类比时，我们并非诉诸"正确"或"准确"的标准，因为这并非类比的属性。然而，在某种程度上，可以通过回看我们身处的社会思想及其历史脉络，并检查其对实践所造成的影响，来探索我们所拥有的类比。

表 1.1 中列举了不同类比的区隔，依据这些类比，其所产生的诠释有着截然不同的影响。下面，我们将通过几个例子来说明这种不同。虽然纯属假设，但这些例子在日常生活情境中随处可见。

• • • 例一

正经历紧急危机的当事人来到"诊间"，如果这个场域的工作取向是采取传统实证科学的框架，那么工作人员很可能会把当事人的危机诠释成某种崩溃或退化。接着，他们会试图依据某种分类方式将当事人的经验转变成某种诊断，于是，工作人员的问话会试图为这样的"崩溃"寻找一个符合此分类模式的原因。接着由专家在当事人身上实施各种工作程序，包括追溯他的伤害史，依照专业模式修正当事人的过去，设定目标为改变和重塑这个人，使他能恢复"足够好的"机能。

然而，如果是被称为成年礼（rite of passage）（van Gennep, 1960；Turner, 1969）的仪式性过程①，那么相同的危机发生在不同的脉络中，对问题的理解不同，所提出的问话也会随之改变。危机将被视为人们生命历程转变或成年仪式的历程，然后根据此一脉络的定位，提出以下问话：

1. 分离期——某些过去的状态、认同或角色对此人已不再重要；

2. 临界或中介期——此阶段的特性是不舒服、困惑、混乱、对未来充满期待等；

3. 整合期——此阶段的特征是达到某种重新赋予当事人不同责任和特权的新状态。

因此，采取成年仪式类比的问话就会引导人去判断：① 危机也许在说明，那些在他们身上不再重要、需要剥离的是什么，如来自自己或别人的负面态度，或是造成耗竭的对生活或关系的期待；② 危机向新的状态或角色所提供的线索；③ 在何时以及在什么样的情况下，新的角色和状态可以如何实现。因此，采用成年仪式的类比所建构的脉络，会在不否认压力的前提下将危机视为"进展"而非"退化"。

••• 例二

有时候，夫妻双方会在建立关系初期共同经历快乐和满足后因为遇到问题而寻求治疗。如果采用生物科学的类比来了解其关系脉络，则会得到这样的阐释：建立关系的初期之所以没有问题，是因为双方对关系存有不实幻想，且处于"蜜月期"，问题自然就受到贬抑了。第二阶段的"问题

---

① 埃普斯顿的此种类比在澳大利亚和新西兰大受欢迎。因为他的鼓舞，许多人采用了这样的类比，并运用在不同领域。在门塞斯和达兰特（Menses and Durrant, 1986）的著作中，对此主题有着极佳的阐述。

期"则被视为正确反映了关系的真实状况，即在蜜月期时被掩盖在表象之下、未被正确认识的事实（被反映出来）。因此，关系中的问题回过头来被理解成链接病理和功能失常的一种深层反应，一种客观事实或"真相"的深层反应。这时专家开始进行机制化的操作，以指认这些更深层的客观事实，回溯伴侣双方的原生家庭及他们各自与父母的关系。不难发现，这是西方文化中典型的深度心理学的建构。

然而，如果类比影响着我们对伴侣关系脉络的信息接收和理解，那么就可以大幅调整生物科学模式的建构，产生新的版本，把新旧版本视为不同的故事线，让它们互相竞争，以让伴侣找出他们喜欢哪一个故事。在这种情况下，伴侣最喜欢的故事通常发生在没有问题的关系初期阶段。他们可以检视这样的故事，也许可以发掘出他们解决问题的能力，并在原生家庭的历史中追溯这项能力的起源。接着，他们便可以拟订计划，在关系出现问题的阶段复制这项能力，重新采用并扩展这些技巧。

文本类比

我们非常偏爱类比表中下半部分的那些类比。这些类比和社会科学近年来的发展有关，而且不反映客观现实。在接下来的讨论中，我们将重点放在吉尔茨所谓的"社会思想中，最广、最新的重划"的文本类比上。

社会科学家之所以对文本类比感兴趣，是因为他们观察到发生在时间线中的一次性行为虽然早已不存在于当下，但是我们所赋予它的意义却始终存在。意义的赋予吸引了社会科学家的注意。为了深入了解，他们诉诸文本类比。我们可以将这种读者与特定文本间的互动视为人际互动。这样的类比使我们得以运用文本的读、写来看待生活与关系的演化，每次阅读相同的文本，都将是一次新的诠释，也都是一次新的、不同的写作。

社会科学家的结论是：人们不可能直接认识世界。他们认为，人是通过"已累积的经验"（lived experience）了解生活、形成知识的。但这样的看法产生了新的问题：人们如何组织生活经验？人们如何处理经验，以形成意义并协助他们理解生活？累积的经验如何表达？采用文本类比的社会科学家的回应是：若想要对生活经验赋予意义并表达自我，经验就必须"成为故事"。"故事"决定了我们对经验所赋予的意义。

为了创造生活的意义，人们的任务是：随着时间的推移，建立事件经验的序列，以形成对自己和周遭世界前后一致的观点。过去和当下事件的特定经验必须通过线性序列链接，发展主线情节，组织成可预测的未来。这样的主线情节可被称为故事或自我叙说（Gergen & Gergen，1984）。此种组织经验的叙事如果成功，人们就会对生活产生连续感和意义感，我们也能据此安排日常生活、诠释未来经验。所有的故事都有起源（历史）、中间过程（现在）与结束（未来）。因此，对当下事件的诠释不但由过去的经验所塑造，也由未来的经验所决定。为了阐明此观点，我将借用布鲁纳（Bruner，1986a）与北美原住民的田野工作来说明。在提及对北美原住民民族志的研究时，布鲁纳让我们明白：要产出对过去历史及未来不同看法的替代性的故事，关键是如何彻底改变人们对生活现状的诠释。1930—1940年，北美原住民的故事都围绕着将过去建构成"光荣"、将未来建构成"同化"而展开。因此，循着这一故事脉络，在赋予现况意义时，人类学家或北美原住民自身都把北美原住民的日常生活的"事实"认定为"崩溃"与"解组"，并诠释为从光荣到同化过程的过渡期。这种诠释产生了真实的效应，例如，它将主流文化的干预正当化，包括领地划分等。

到了 20 世纪 50 年代，新的故事出现了。这个故事将他们的过去建构成"剥削"，将未来建构成"复兴"。虽然我们可以假设他们日常生活的"事实"在这段时间并未发生重大改变，然而由于新的故事提供了新的脉络，这些"事实"便有了新的诠释。[①]现在，他们认为这些事实反映的不是崩溃，而是反抗。这种新的诠释也产生了真实的效应，其中包括以土地权议题与主流文化对抗的运动。布鲁纳总结道：

依我所见，我们在叙事开始时就已经涵括了开始和结束，这给我们提供了架构，并使我们得以诠释现状。我们并不是先有数据、事实，然后依此建构故事或理论并加以解释。其实……我们建构的叙事结构并不是依据

① 第二故事线不但开拓了对这些事实的再诠释空间，它同时也使得北美原住民得以展现在第一故事线中无法传达的生活经验。

数据解释而产出的第二个叙事，而是原始叙事；我们依据这个原始叙事认定、收集资料。新的叙事在我们的民族志中产出新的词语、语句架构、意义，建构出这些民族志中的资料。（1986a：143）

....

将经验编织成故事，并据此得到意义感与连续感，显然是要付出代价的。叙事绝对无法涵括我们所有生活经验的丰富性：

....

生活经验远比论述丰富。叙事的结构能够组织经验，并赋予其意义。但是总有一些感受和生活经验是主线故事永远涵盖不了的。（E. Bruner，1986a：143）

....

叙事的架构过程必须经过筛选的程序。在筛选的过程中，我们从经验里过滤掉那些不符合主线故事的情节。出于必然，随着时间的流逝，我们累积的经验大部分都没有形成故事，没有被"说出"或表达，反而是留在原地，没有组织，没有形状：

....

有些经验是未完成的经验，这是因为我们不了解自己的经验。原因可能是这些经验无法编织成故事、缺乏表现或叙事的资源，或是缺乏词语。（Bruner，1986b：6-7）

....

如果我们同意人们在说故事的过程中组织自己的经验并赋予意义，如果我们承认人们在演练故事的过程中所表达的是从生活经验中所筛选出来的面向，那么所有的故事自然都可以说是具有"建构的性质"的，亦即它形塑人们的生活和关系：

....

在表达、演练时，我们都会再经验、再生活、再创造、再建构、再塑造我们的文化。这种表现不是去传达原本就存在于文本之中的意义……而是——表现的本身就是建构的过程。（Bruner，1986b：11）

....

由此，我们知道文本类比进一步延伸了以下理念：人们所经历的故事或叙述决定了他们的互动和组织方式。人们还通过故事的具体表现而不断让关系和生活持续演化。有的类比则认为，存在于家庭和人们背后的结构或病理塑造了人们的生活与关系，但文本类比的观点与这类类比是截然不同的。

生活和关系的演化与在展开（perform）故事的过程中所有文本的"相对不确定性"有关。不同人对特定事件的不同观点各有其隐晦的意义，用来描述事件的比喻又很多，因此使得每一个文本都有某种程度的暧昧不明。以艾瑟（Iser，1978）的看法而论，这种暧昧或不确定性使得人必须"在文本引导之下发展意义"。布鲁纳研究了文学的文本以后说：

正是因为这种"文本的相对不确定性"，才会有各种不同的"实现可能"（spectrum of actualization）。因此，"是文学文本启动意义的'实现'，而不是文本本身形成意义"。（Bruner，1986：25）

对吉尔茨而言，文本的不确定性、构成文本表现的面向都值得欢庆：

莱昂内尔·特里林（Lionel Trilling）引用18世纪一位美学家的话，提出了一个执拗或尖酸但发人深省的问题："为什么我们总是以原创开始，以抄袭终结？"答案却令人安心：抄袭是创作的起源。（1986：380）

故事总是充满缝隙。要展开这些故事，人们就必须填补这些缝隙。这些缝隙需要人们的生活经验与想象力。每一次表现都改写了自己的生活。生活的演化和改写的过程是近亲。人们在改写的过程中进入故事、接手故事，使这些故事成为属于自己的故事。

就这样，文本类比使我们进入了交织的世界。第一层的意思是，人们的生活置身于文本中的文本；另一层意思是，通过叙说与再叙说，通过展开，每一次的故事都能成为新的故事，涵纳并扩充了前一次叙说的故事版本。

文本类比与治疗

我们已经讨论论过这样的论点：人将经验编织成故事，而对生活和关系赋予意义；在展开这些故事时与他人互动，主动地塑造了个人的生活与关系。如果接受此种论点，我们要如何看待人们在问题中的经验，并运用在治疗的情境中？①

有以下几个可能的假设。首先，我们假设问题之所以会是问题，是因为人们将自己置于他人眼中关于自己和关系的故事里。因为属于主线故事，所以当事人没有空间展开自己较渴望的故事。其次，我们也可以假设这个人虽然积极地表现故事，却发现这个故事对他没有帮助、令人失望、陷入僵局。他发现这些故事不足以涵盖他所累积的生活经验，甚至与重要的经验片段产生冲突。

我们可以做很多种假设。例如，把特定问题的经验及问题在治疗当中的呈现都当成故事表现的一部分，这在近来的西方社会中很常见。然而，就本书的目标而言，我们一般都假设：人们会来寻求治疗，是因为自己（或别人）觉得他的生活经验所描述的故事不足以代表其生活经验，让他觉得个人生活经验的重要部分和主线叙事（dominant narratives）互相矛盾，因此感受受到了问题的压迫，所以才来寻求治疗。

这些假设对我们所谓的"治疗"有何意义？如果我们认为上述假设合理，也就可以进一步假设，人们在寻求治疗时可以接受的结果是他们产生或辨识出了替代性故事（alternative story），这些故事让他们能够发展出新的意义，带来符合期待的可能性，也就是当事人发展出了有助于自身的、令人满意的和开放式的新意义。

••• 生活经验与替代性故事

人的生活经验是丰富的，但是只有一部分能通过故事表达出来，其他大部分都无可避免地遗落在主线故事之外。这些遗落在主线故事外的生活

① 我们认为用"治疗"一词对此处的工作进行描述并不恰当。在《企鹅玛奎里辞典》（*The Penguin Macquarie Dictionary*）里，对治疗的描述是"通过矫正和治愈的过程对疾病、疾患、缺陷等进行的处遇"。在我们的实务工作中，我们并未将问题建构成疾病，也不认为我们在做"治愈"人们的工作。近年来，在文献中，有些人尝试表达对此种性质的关注，人们提出所谓的"治疗性对话"（Anderson & Goolishian，1988）。这样的词语可能是一种呼吁，因为在定义上，"治疗"与"对话"两者相互矛盾。"对话"似乎挑战了由"治疗"一词的定义所建构出的功能。然而我们并不完全满意"对话"一词，因为它无法表达清楚经验的"故事再叙说"取向的精神，或者说，"故事的再叙说"可能更符合我们在此所呈现的独特历程。

经验是丰富而肥沃的园地，能够产出或重新产出替代性故事。

借用戈夫曼的说法（Goffman，1961），我将这些遗落在主线故事外的生活经验称为"特殊意义经验"（unique outcome，又译为"特殊意义事件"）[①]。在定义"特殊意义经验"时，他认为在将经验编织进"一个人生命过程中的任何一个社交链时……'特殊意义经验'都会随着时间的推移而受到忽略，这种忽略对某种社会范畴的成员的共同改变是有利的——虽然这个改变仅发生在个别成员身上"[②]（Goffman，1961：127）。戈夫曼的"社交链"（social strand）和"社会范畴"（social category）这两个概念，与"主线故事"和"同处于同一故事中、拥有特定认同的一群人"这两个概念非常相似。

人的主线故事或社交链无法预测"特殊意义经验"，但它其实一直存在，包括所有的事件、情绪、意图、思想、行为等，都各有其在过去、现在、未来的位置，这都是主线故事所无法涵盖的。通过将生活或关系中的问题故事外化，我们可以辨识出特殊意义经验。要外化（externalization）一个问题故事，我们可以先从外化问题开始，接着再绘制问题在人们的生活和关系中的影响地图。我们可以询问人们，问题如何影响他们的生活和关系。在将人与问题故事分开之后，再回看对主线故事的惯性解读方式，人们将更容易发掘特殊意义经验。

外化同时也有助于中断我们对这些故事进行解读和展开的惯性。一旦和问题故事分开，人们就能找到自己的生命主权。只要不再展开这些故事，就会感觉自己有能力掌握自己的生活与关系。接下来，鼓励人们厘清与自身或与他人关系对问题"生活"的影响，也将进一步外化问题，发掘特殊意义经验。这种方法在第二章及之后都将有详尽的讨论。辨识出特殊意义经验之后，接着邀请人们为新的故事赋予意义。这种意义的赋予，需

---

　　① 【译者注】unique outcome 直译为"特殊的结果"，多年来都被译成"特殊意义事件"，但它指涉的的确不只是事件而已，也可能包括其他不同类型。该词出自社会学家戈夫曼，意为"主线故事外的叙事细节"或"问题故事本身所未能预测到的某些例外"。换言之，是来访者的叙说出现了不同于问题故事的经验，或出现了与渴望未来相连接的故事线，犹如灵光乍现、一闪即逝，需要治疗师敏锐地把握住。因此，"unique outcome"可以说是"独特的经验""特殊意义经验""特殊意义事件"，本书采译"特殊意义经验"。感谢吴熙琄老师、黄素菲老师、曾立芳老师的共同指导。

　　② 在我看来，它相当于贝特森关于随机历程（stochastic process）的理念："如果事件的序列结合了挑选过程的随机元素，那么在偶然情况下，只有部分结果得以持续，这就是所谓的随机。"（1979：253）

要将不同的特殊意义经验编织成替代性故事。正如特纳（Victor Turner，1986）说的，"想象"在这个过程中扮演了很重要的角色。有各种问话可以用来协助人们赋予新的意义。犹如麦尔霍夫（Myerhoff，1982）说的，这种问话会引导他们积极涉入自身生活与关系的"改写"。这种问话包括邀请人们描述特殊意义经验（如"这时候你怎样反抗问题的影响？"），邀请人们依据特殊意义经验重新描述自己、他人与关系［如"当你（对问题）进行反抗时，反映了你什么样的特质？"］，邀请人们思考伴随特殊意义经验而来的新的可能性（如"关于自己的这个新的信息，会使你采取什么不一样的行动？"）。①将治疗视为生活与关系脉络的改写，我认为这是一种"文学性的治疗"（White，1988）。拥有了可以展开的新故事，就能表达人们过去经验中受到忽略但却"意气相投"的部分，进而使这一部分得以呈现及流传。展开新故事，并且邀请他人成为观众，都将强化这些故事，也强化个人的自主感。为了促成这个过程，我们可以鼓励人们辨识生活经验中过去无法言说而现在期待表达的部分，并检视这些部分对自身生活与关系的真实影响。

征召"外在的"观众也能够延长新故事的存续，促进其发展。这种增长有一种双面性。首先，观众会因为目睹新故事的展开，而对新意义的创作做出贡献，这对观众与故事主体之间的互动可以产生真实的影响。其次，故事的主角"读"到观众对自己新故事的体验以后，不论是思考还是直接辨识这种体验，都将开始修正和延伸自己的新故事。

如同之前的讨论，在传统的谈话治疗当中，生活与关系的改写主要（但不是完全）由问话过程完成。然而在运用叙事传统的治疗法当中，这种改写也可以通过各种文件来完成（本书后面会讨论到这些文件）。

我们的结论是，经验的改写需要人们积极重组自己的经验，"自由地将文化中不同的元素重新组合，构成所有新的可能"（Turner，1974：155）。除此之外，还可以邀请人们积极觉察自己是个人故事的表演者及观众，并意识到自己是自己作品的产物，两者相加，将会产生一种"反思"脉络（Tomm， 1987）。这个反思脉络会在人们创作（authoring）自己、他人和关系时带来新的选择。

---

① 更多此种问话的例子，详见怀特（1988）的相关著作。

作为主流知识与权力机制的主流叙述

文本类比所带来的帮助之一，是引发我们思考那些为人的经验提供更大社会政治脉络的故事。前面提到的北美原住民的故事，第一个故事是由当时美国的主流意识形态建构出来的。这个意识形态激发了"一个美国"这种"大熔炉"的梦想。第二个故事是由不同的理念所构成的，这种理念和新兴的多元文化主义，以及与人们开始认识并赞扬"多个美国"（many Americas）有关。当然，后者盛行的范围尚有争议。

美国原住民的故事后来由更大的脉络构成。寻求治疗的当事人的故事也是如此。文本类比提供的架构使我们得以思考人是如何置身于更大的社会政治脉络及多重文本当中的，也让我们思考"权力"的运作及它对人们的生活与关系的影响。这个可能性相当重要，因为一般的治疗文献常常忽略权力的样貌，特别是我们常在实务工作现场中采取自视出自善意的观点。

传统上，治疗文献对权力的分析都是以个别状况呈现的，如影响个人心灵的生理现象、个人的病理必然是由早期的个人创伤经验所形成，或是马克思理论视野下的阶级现象。近年来，女性主义者又把权力解释成性别压制现象。这种解释使很多治疗师对与性别相关经验中的虐待、压榨、压迫等变得高度敏感起来。

女性主义者认为，权力是特定性别的压迫机制。我们看到了这种分析带来的解放效应，然而我们认为，更重要的是要思考全面的权力光谱，不但要思考它的压迫性，同时也要思考它的建构性。在这一点上，福柯的思想非常重要。下面，我们将讨论他对权力分析的贡献。如果我们只讨论他的几个概念，这样的讨论绝对不够详尽。读者也会发现，不同的主题下无可避免地会有一些概念的重叠。

··· 知识与权力的建构性

一般而言，权力在效应和运作上都被视为具有压迫性，在效用与特质上是负向属性的。大众公认权力的目的是褫夺、限制、否定、包围，但福柯却认为，我们对权力的认识主要是受其积极或建构的影响；我们把塑造自身生活与关系的"真理"（truths）视为正常，并因此顺服于权力。接着，权力的运作又继续建构或生产这些"真理"（Foucault，1979，1980，1984a）。

因此，福柯在讨论权力的积极（positive）效应时，指的并非一般认定的"积极"，不是可欲、有利的，而是建构、塑造人的生活。"造成负面效应的权力"这个概念导向压制理论，"造成积极效应的权力"这个概念所导向的理论却是在讨论权力如何"构成"人的生活。在谈"真理"的时候，福柯指的也不是人的本质中所存在的客观或既定的事实，而是指建构而来，却被视为真理的概念。这些"真理"具有正当性，人们以此建构规范，并形塑或建构生活。所以，这些"真理"实际上是人们特定的生活方式。

根据福柯的看法，权力主要是通过"真理"产生影响，"真理"则通过权力得到量身打造的个体性（individuality）；接着，这种个体性又回过头来成为权力的"载体"。他认为权力并非"压制"人，而是"征服"人。这种权力把人铸造成"柔顺的身体"（docile bodies），并且征召"柔顺的身体"进行活动，以支持"全面"（global）、"一体"（unitary）的知识及权力技术的扩展。然而，所谓"全面""一体"的知识，福柯指的并不是广为人知的知识，而是一种放之四海而皆准（如主张真理）的知识，也就是现代科学所推崇的"客观现实"的知识。身为这种权力的主体，通过知识，我们：

承受评判、谴责、分类、决定，注定以某种方式生或死，这便是真理的论述承载了权力的特定影响。（1980：94）

我们可以从福柯所探讨的性史中了解权力如何通过所谓真理的正当性发挥效用（1984a）。他开始追溯性欲的历史以后，对"整个维多利亚时代，性与权力是通过压抑而联结在一起的"这种公认的说法进行挑战。他认为，维多利亚时代关于性的讨论其实相当盛行，当时社会一直存在着"煽动"的风气，促使人去谈论性。他详细追溯这个"性学大说教"，描述了17世纪"告解"行为的变化，以及控制儿童性欲方法的发展。

告解在那个时代转变成不止告解实际的行为，还告解思想、情绪、幻想、梦境等可能与性欲关系较弱的项目。为了侦测各种可能，当时的人们运用一些方法检查人们所使用的字眼及身体动作。另外，他们还制定程序来监听所有与性欲相关的"言语"，记录并散布他们的观察、发现与结果。简而言之，这个时代把欲望转化成论述，并且建立了一套关于性欲的标准"真理"。

对于儿童"危险的"性欲，他们有一套专家意见，致力于传达儿童性欲的样貌与节制的必要。他们发行了很多手册，鼓励父母和其他监护人要念兹在兹，注意儿童的性欲发展及可能产生的许多问题。这些手册巨细靡遗地指出监控儿童性欲的方法：

> 围绕着这个男孩和他的性欲，产生了种种告诫、意见、观察、医学建议、临床病例、改革方案及理想的制度和计划等。（1984a：28）

根据福柯的看法，历史上所谓的性压抑和现代的性解放，其实都是一种"策略"，目的是遮掩真实状况。这里所谓的真实状况就是煽动人们讨论性欲，建构与性欲相关的知识，并根据这些"真理"制定种种标准性行为。人们的生活由这些标准规格，以及持续生产与繁衍而出的与性欲相关的真理论述所构成：

> 事实上，当代社会的特别之处不在于他们对性欲的遮掩，而在于他们致力于说性，却又将性视为最高机密。（1984a：35）

● ● ● 权力/知识

福柯思考了权力的建构性，得到的结论是，权力和知识是无法分解的——完全无法分解，所以他开始把这两个名词放在一起，变成权力/知识（power/knowledge）或知识/权力（knowledge/power）。他研究思想系统的历史，发现17世纪以来生活、劳动、语言各方面"制度"的出现与成功必须依赖权力技术；回过头来，当代权力技术的扩张，又依赖那些提出"真理"的知识建构的进展。我们从这里就能了解到，知识的领域就是权力的领域，权力的领域就是知识的领域。

....

　　任何权力的运作或实施，都联结着特定真理的论述，而真理论述的运作又基于它与权力的联结。我们臣服于通过权力运作而生产的真理论述，我们无法除却真理的生产而单独运作权力。（1980: 93）

....

　　福柯把权力和知识放在一起，阻挡了一种关于知识和权力的陈述。这种陈述认为，知识只有在当权者利用其来达成自己的目的时才是问题。但是他认为，其实人们大都是通过权力／知识领域在行动；这些行动虽然具有真实效应，却不见得有清楚的动机。在这里，他说的不是每一种权力，而是当代的一种更为狡诈的权力。

　　因此他说服人们，不要再以内部观点去解释权力运作，而应关注谁想要得到权力的影响力，权力运作什么样的决定又被制造出来。每个人都陷在权力／知识的网络中，因此无法游离于权力／知识的网络而行动；此外，我们一方面受到权力的影响，另一方面也在人际关系中施行权力。然而，绝不可能所有人皆可平等地运用权力；事实是，某些人所承受的压制远大于其他人。

....

　　所以，我们无须质疑为何有人想主宰别人、他们追求什么、又有什么整体策略。要问的是，压制是如何持续运行的，它如何持续不断、未经诠释却驱使我们的身体、掌管我们的样貌、主宰我们的行为。换言之……我们应努力发掘那些多重的机制、力量、能量、物质、欲望、思想等是如何渐进地、持续地、真实地在实际层面建构主体的。我们应该在物质层面掌握这种屈从性，即掌握建构而来的主体。（1980: 97）

....

　　福柯"权力与知识不可分割"的概念反映在他对"某些知识优于其他知识"说法的挑战上。他质疑：在这种论述下，有哪些知识将受到贬抑？哪些人或哪些群体将在这种优越的论述下受到排挤甚或消失？

　　他认为，某些人将身边的特定知识切割或孤立，能使他们的论述充满权力效应。这种切割基本上是由"客观现实"的论述发展而来的，这种"客观现实"的论述赋予符合科学的知识较为优越的地位。他追溯这些知识的历史，探讨这些知识产生的效应、局限和危险所在。

18 世纪以来，哲学与批判思想一直存在着核心议题……那就是，我们运用的理性到底是什么，有什么历史效应，其局限和危险为何？（1984b：249）

• • • 权力的上升分析与下降分析

他力主进行权力的上升（ascending）分析，反对进行权力的下降（descending）分析。他认为权力技术不是由上而下地运作而改变下面的人的，反而（权力技术）是来自局部层次。事实上，自 17 世纪以来，一体的、全面的知识之所以增加，资本主义之所以发达，其先决条件都是这种权力技术早已存在。

这些技术本质上都是社会控制技术；都是"征服的"技术；是将人客体化、物化的技术；是将人的身体客体化的技术；是完成空间的组织与配置，追求最大效率与经济的技术；是把人分类、认证的技术；是排除一群人，并赋予这些族群某种身份的技术；是把人孤立起来的技术；是对人进行有效观察（监控）与评估的技术。

另外，他还细数出征召人们在压制自己的过程中扮演积极角色的技术。只要设定一些状态，让人根据某些制度化的"规范"进行评估，只要无法逃脱这样的状态，只要可以把人孤立在这样的状态中，他们就会变成看管自己的警卫。在此种情况下，人会一直评估自己的行为，在自己身上进行权力运作，把自己铸造成"柔顺的身体"①。根据福柯的观点，我们所处的社会以评估或矫正性的判决替代司法与刑罚，并将其作为社会控制的主要机制。这是永远都在"凝视"（gaze）你的社会。②

因此，福柯不仅关注意识形态及其效应，他同时关注知识增加所需要的权力技术：

---

① 厌食症与暴食症可能是此种权力运作的极端例证。

② 根据福柯（1979）的说法，英国哲学家边沁（Jeremy Bentham）设计的圆形监狱（全景敞式监狱）是此种社会控制的理想模型。此模型将在第二章中进行更多讨论。在此，值得注意的是，在不同性别的关系中，此模型有着性别差异。男性通常是正当性的凝视工具，而女性通常是被凝视的对象。

....

　　权力技术不只是意识形态，也许还称不上意识形态。权力技术是一种产物，由能够有效形成并累积知识的工具（包括观察法、认证技术、调查与研究程序、控制的方法等）所造就。所有的一切都意味着，只要通过这些微妙的机制运作权力，权力必然发展、组织、流通而成为一种知识，或成为知识的工具，而这种知识工具并不是意识形态建构出来的。（1980：102）

....

　　他认为，正如这些技术都是从局部层次发展出来的，权力的运作也隐藏在这个层次上，因此最容易着手批判。他鼓励大家研究位于社会"末端"的权力的历史及效应，如诊所、地方组织、家庭等。

● ● ● 受压制的知识

　　福柯不但对"全面性的专制"理论进行了分析，也检验了其他的知识——"受压制的知识"（subjugated knowledge）。他提出两种受压制的知识。一种是由过去建立的或"广博的"（erudite）知识构成的，这种知识因全面、一体的知识上升修正历史而从记录书写中浮现出来。根据福柯的看法，这种广博的知识被埋藏、隐身、伪装于与"正式体制一致的功能"中，此种一致的功能，目的是"掩饰冲突与挣扎造成的决裂效应"。唯有通过详尽的学术工作，这种知识才有可能获得复兴。在这种知识复兴以后，我们才能看见斗争史，一体的、全面适用的真理的地位才会受到挑战。①

　　第二种受压制的知识，福柯称之为"局部通行"（local popular）或"在地性"（indigenous）的知识。这种"区域性"（regional）的知识在当下正在传播，却没有充分被接纳的空间。这种知识存在于社会边缘和底层社会中，多数人认为这种知识不够充分，而将之排除在正式知识和为大众所普遍接受的科学知识的合法范畴之外。这种知识是"天真的知识，位于社会阶层的下层，位于大家认为必要的认知层或科学层之下"（Foucault，

---

　　①　澳大利亚女性主义学者戴尔·斯彭德（Dale Spender）的著作《理想的女人：男人对她们做了什么》（*Women of Ideas: And What Men Have Done to Them*，1983）便是将受压制的广博知识复兴起来的一个例子。

1980）。

他说，如果能够详细找出这种自主而不受认可的知识（"结合广博的知识与地方记忆"），我们就能重新发掘挣扎与冲突的历史，并为其提供空间，以使这种知识可以充分被接纳与认可，并能对主流知识进行有效批判。这种批判的"有效性并不需要思想当权派的认可"。

我还认为，正因为低阶知识的发掘，那些不具备资格甚至直接被剥夺资格的知识——涉及我所谓的通行知识（popular knowledge）——的发掘、重现（这种局部通行的知识的重现，这种不具资格的知识的重现），才使得批判得以实现其效力。（1980：82）

所以福柯并没有另外提出在某种意识形态或理念上的一体的知识供我们组织生活。他不认为我们可以"否定"知识；换言之，他并不认为我们可以在知识与论述实践的中介效应之外行动或体验世界。他也不认为我们应该回归实证主义或依据"脱离概括性知识的立即性体验"来实践。他认为受压制的知识要"反叛""体制与充满科学论述的知识和权力的效应"，因为知识的反叛：

……主要不是和科学的内容、方法、概念对立，而是和集中化权力的效应对立，这种权力和我们社会中的组织化科学论述的体制和机能是相连的。（1980：84）

替代性故事与文化上可运用的论述

我一直认为，文本类比提供的架构使我们得以思考人们生活与关系中更大的社会政治脉络；福柯对权力／知识的分析正好为这种更大的脉络提供了细节。前面我大致讨论了福柯的权力与知识的思想。但这一切对治疗的意义是什么呢？

之前讨论文本类比时我们曾说，意义是把经验结构化成故事后衍生而来的，它通过故事的展开来建构生活与关系。要把经验说成故事，就必须依赖语言。在此前提下，我们通过语言赋予经验意义并建构生活与关系。运用语言的时候并不是在进行中性的活动，许多文化上现有的论述在我们看来都很适当，而且与经验的某些面向的表达和呈现有关。所以，我们对自身生活经验的了解，包括对我们所谓的"了解自己"的这种经验的了解，都是通过语言传递的。可以预料到的是，一体的、全面的知识对"真理"的讨论大大地促成了这种了解的传递，也促成了人格和关系的建构。

我们往往认为人们因为感觉到问题才寻求治疗，但当事人自己或他人对其经验的叙述却往往未能充分呈现真实的生活经验；在这种情况下，他们生活经验的重大面向常与主流叙事互相矛盾。福柯关于权力／知识的思考，又会如何修正或促成我们的假设？首先，在福柯的分析之下，我们可以进一步假设：这些是无法充分呈现人们的真实生活经验的或在重大面向上与真实生活经验矛盾的叙述，是受到了一体知识的"真理"论述的影响。其次，我们可以假设人们受到了煽动，通过权力技术在自身生活与关系上运作，让自己与他人接受这些"真理"论述所夹带的、指定的关于人格与关系的规范。

接下来，我将对受到福柯思想影响的治疗取向提出几个概念。接着我们会讨论，根据前述假设经福柯的权力／知识分析修正之后，治疗实务工作将如何进行。

● ● ● 关于治疗

通过福柯对全面、一体知识（放之四海而皆准，一体的、全面适用的、处于真理地位的客观真实的科学知识）之所以兴盛的分析，我们开始警觉自己的做法是否处在这些专业学科的"真理"论述当中。这些论述"声称"自己对人类状况做了客观的真实的记录。但是，由于它们从广袤的知识中隔离出来，并且在科学阶层结构中"当权"，进而得到了权力。所以我们要向这种知识的隔离提出挑战。另外，我们还要挑战人文科学的科学主义。

如果我们承认权力和知识无法切割——知识领域就是权力领域，权力领域就是知识领域，如果我们承认自己一方面在承受权力对我们的影响，另一方面也在对他人运用权力，那么我们对自己的做法就无法采取积极的观点（来看待），无法假设我们的做法只是由自己的动机决定，也不能通过检视这种动机而避免卷入权力／知识领域。

只能假设我们总是卷入权力／知识的领域当中，故而我们努力创造条件，鼓励并批判自己在该领域中的实践工作。我们要辨识自己的行动所依据的理念脉络，探索这些理念的历史。唯有如此，我们才能清楚地辨识理念和做法可能蕴含的效应、危险和局限。我们必须假设，治疗可能和社会控制高度相关。因此，我们要辨识并批判自身工作的这些面向，因为这也许与社会控制技术有关。

福柯认为权力技术"煽动"人们通过"真理"建构生活，而这个权力技术从局部层次发展、改良，然后再上升到更宽广的层次。如果我们接受他的说法，如果我们要和他人一起挑战实际行动，我们就必须承认，政治活动（political activity）是无可避免的；即使不与他人共同挑战这些权力技术，我们还是无法避免（参与）政治活动。在这里，所谓的政治活动并不是要提出不同的意识形态，而是要挑战那种压制人并使人臣服于主流意识形态的权力技术。

• • • 与一体适用的知识分离

问题的外化能够帮助人们辨识出一体适用的知识，并且和压制他们的"真理"论述分离。在厘清问题对生活及关系的影响时，我们鼓励人们辨识自己对自己、对他人、对关系的想法，这样就可以迫使一体适用的知识现身。只要问题存在，人们对自己、对他人、对关系的想法就会持续受到验证与强化。这些想法通常带来无法达成期望、符合标准、遵守规范的挫败感。我们可以从这些期望、标准、规范中了解一体知识"真理"的细节，然后从这里回溯这些"真理"建构人们生活与关系的历史。

通过外化的过程，人们得以反思自己的生活，因而发现新的可能，开始向那些界定、捆绑他们的"真理"发出挑战。这可以帮助人们避免个人和身体因知识而客体化或"物化"的自己。

・・・ 挑战权力技术

权力技术如同一体适用的知识，都是可挑战的。权力技术"煽动"人们通过"真理"来建构自己的生活。但是，通过问题的外化，人们可以成功挑战权力技术。如上所述，权力技术包括在空间内配置人的技术，对人做认证与分类的技术，对某一群人赋予某种身份然后加以排除、孤立的技术，有效监督与评估人的技术。

我们可以探索问题对人的生活与关系的影响，以及问题维持的必要条件。问题维持的必要条件包括对人的特定安排，以及自己与他人的关系形态。此外，探索问题强迫人改变对待自己与他人的方式，也能协助我们找出问题维持的必要条件。如此一来，我们将了解人们如何受到问题的压制，还有不但自己顺从、同时也要求别人顺从的权力技术的相关细节。

厘清这些权力技术以后，我们就可以探索个人或他人曾经在何时原本会屈服于这些权力技术但却没有屈服的片段，然后从这里发掘"特殊意义经验"。然后，我们可以邀请人们按照这些特殊意义经验发展其中的新意义。要完成这一点，我们可以通过问话来厘清人们反抗或拒绝维持问题存在的必要条件是如何帮助他们削弱问题、消除那些强化问题或使问题赖以维持生存的观念的。我们可以继续寻找这种反抗的实例，加以串联，建构反抗记录，邀请人们思考其他可能扩展这份反抗记录的机会，以及这对他们的生活或关系可能带来的影响。找出特殊意义经验，以有效挑战"常规化评断"——根据主流"真理"对人做评估和分类。"柔顺的身体"在此将转变为"活跃的精神"（enlivened spirits）。

・・・ 复兴受压制的知识

对于治疗，我们希望看到的结果就是产生不同的故事，以涵盖之前所忽略的生活经验里的重大面向，并且容纳不同的知识。就这一点而言，我们可以说，在治疗的实践中，为此种知识找出被接纳的空间才是关键所在。

　　前面说过，我们可以利用问题的外化来指认并外化一体适用的知识，支持人们挑战那些设定在生活里的"真理"——反抗对于一体知识的屈从。此外，外化能帮助人们与一体知识分离，开启新的空间，使人们找到不同或原本受到压制的知识，并使这种知识得以流传。

　　前文讨论文本类比和治疗的时候我们曾经提到，按照特殊意义经验发展其中的意义会产出新的故事；这种发展能够奠定基础，使人们找到受压制的知识，开启空间，让这种知识得以流传。同理，问题的外化也能够促使人们找到特殊意义经验。

　　将一体适用知识外化以后，我们得以探索人们在生活和关系中体验到的某些面向或性质。这是人们自己可以欣赏但是不符合一体知识的规范的面向，即和一体知识提出的标准和期望相矛盾。对这些面向的探索，将帮助我们发掘特殊意义经验。待发掘到特殊意义经验后，便可以鼓励人们探索、辨识特殊意义经验对个人和关系的意涵，以及辨识可以涵盖这种新理解的"独特知识"。于是，"在地的""常民的""固有的"知识将触手可及，且能被接纳。

　　此外，我们还可以运用"考古学"的方法探索广博知识。我们可以邀请人们研究自己的家族和社群档案，以及可能和实际生活领域相关的历史文件，找到前人所建立的、符合特殊意义经验的知识。我们还可以为受压制的知识建立历史记录，邀请人们思考如何开启空间，以持续践行、传播这些知识。人们因此开始欣赏自己独特的奋斗史，在建构自己的生活与关系时有意识地纳入这些知识。在治疗上，人们一旦开始接纳这些独特的知识，如福柯所说的，我们就会目睹"受压制的知识开始反叛"。

口述与文字传统的区别

　　本章的焦点在于社会理论近年的发展，特别是文本视框、福柯的思想体系史等社会理论与一般所谓治疗的关联。在西方文化中，传统治疗主要采取谈话治疗的方法，但是本书的重点在于其文字治疗。在此，我要简单地对两者做个区分。

显然，口说和书写并不相同。就历史意义而言，口说先于书写，书写以口说为基础。虽然如此，但在文明社会中，两种传统都已发展为独立的形式。谈到"说"与"写"两种形式的具体区别，斯塔布斯（Stubbs）的结论是："书写无法直接呈现口说。从一些事实来看，这两大系统中至少有一部分是各行其是的。"他检查了几种书写文字及书写文字与口说语言的不同关系后认为：

我们必须承认，在高度识字的社会里，至少在某些人身上，口说语言与书写文字之间的关联已经很微弱了。书写文字或许已经失去了某种附属、辅助的特质，而获得了独立而原始的特质。（Stubbs，1980：41）

口说语言与书写文字的"真理"地位和相对成功，在某种程度上取决于活动领域的不同。当然，社会上的许多正式领域，"白纸黑字"较受欢迎。然而，换成别的地方，却是"我要听到第一手的消息才相信"比较通行。虽然如此，一般文化倾向于通过机制不断强化书写对工作的重要性。在许多情况下，书写是无可比拟的权威，因为文字不是听、说，而是被人看到。西方有一个历史悠久的传统，即重视视觉超过其他感官——"视觉中心"（ocularcentrism）传统。①

文化极度相信、极度信仰可以眼"见"的证据。这一点反映在我们有许多形容词将"有能力认识的属性"加在人们的身上，把"适切性"加在观念之上等方面。纵使不是全部，我们目前具有这种属性的形容词大多与视觉相关。例如，如果我们认为某人拥有正确的知识，我们就说他"具有洞察力"（insightful）、"很有见解"（perceptive）、"有远见"（far-sighted）。对于大家最能接受的观念，我们通常也说它是"有启发性的"（illuminating）、"启蒙的"（enlightened）、"憧憬的"（visionary）；反之，缺

---

① 有许多学者，特别是法国的一些学者了解到因遵循"视觉中心"传统而衍生的现象后对此大加批判。部分人士如艾瑞格雷（Irigaray，1974）等提出，应发展人类的其他感官。其他学者如福柯等则通过文章来批判"视觉中心"传统的行事方式，认为其像是"正当性的凝视"及会产生令人屈从的效应。

乏这些特质的人则被形容为"盲目的"（blind）、"短视的"（short-sighted）。

••• 书写的传统

斯塔布斯(1980)检视书写系统的贡献后认为，拥有书写系统的社会会有"新的知识源泉，利于启发思想"：

（1）"人们不需要重新捕捉或书写，前一代的记忆就能保存与传递"；

（2）书写造就"智慧的累积"；

（3）书写能够记录种种发现，"使这些发现易于研究，严格考虑，反过来又形成更多的发现"；

（4）"写文字的信息内容比较高等，比较无法预测"；

（5）书写大大改变了师生关系，促成思想的独立，因为"书中的知识乃独立存在，不属于任何知道它的人"。（Stubbs，1980：107）

我们可以反驳这些优点可能过于夸大了书写系统的作用，因为需视不同文化情况而定。例如，已经有人证明，独立的知识还是可以以其他形式在社群中传递的，如说故事、歌唱、舞蹈等。比如，澳大利亚原住民就将很多知识存于歌词里，他们一代接一代"唱这些歌，使他们的世界存在"（Chatwin，1988）。

斯塔布斯的发现反映的是民族中心主义（ethnocentrism）。然而，我们发现以下论点也有证据支持：在我们的文化当中，在治疗上诉诸书写的传统可以提高地方通行知识的形成、合法、持续，提高个人的独立权威，为新的发现与新的可能梳理出新的脉络。

••• 书写的传统与时间

要知晓生活的变化——体验自己的生活是一种进化的过程——要知晓自己的确改变了生活，就需要一种机制，它可以在时间序列的脉络之下从过去、现在到未来，帮助我们串联起生命经验。换言之，要发展新的意义和体验个人的生命主权，测知生命的变化相当重要。而这种测知必须伴随时间线的概念而存在。然而，在心理治疗界，时间向度多半易被忽视。

因为"时间线的概念需要具备记录事件序列的能力"（Stubbs，1980），文字又很适合作为这种记录而存在，所以需要引进时间线的概念，进而产出生活意义。在此，书写是重要的机制。寻求治疗的人往往觉得生活毫无变化、自己无力介入，故而追寻新可能和新意义看起来阻碍重重。但书写传统可以促使我们在时间向度上厘清自身经验，进而为治疗提供丰富的资源。

••• 信息的组织

华莱士·蔡菲（Wallace Chafe）以局部意识（focal consciousness）造成的局限来区别"说语"和"写语"。他提出"概念单位"。概念单位代表人的短期记忆，这样的记忆限制了人在一段时间内所能处理的信息量，且这个量容易被固定下来：

······概念单位代表一段时间内短期记忆所能保存的东西。这个短期记忆大约包含可以用七个英文单词所轻松表达的信息量，其内容大约每两秒改变一次······（1985：106）

根据蔡菲的看法，文字不但可以使人挣脱"局部意识有限的时间与信息量"，使我们"有时间让自己的注意力搜寻大量的信息，对语言信息做精密的组织"，它还可以提供一种机制，用以增加概念单位的信息内容，并按照各种"交互关系"来组织这些概念单位。

所以，依照他的想法，我们可以倡导在治疗中引进书写传统，因为书写传统能够扩展一段时间内我们可以处理的短期记忆的信息量，并且"对语言信息做精密的组织"，将"概念单位"重组成各种"交互关系"。换言之，我们赞赏书写所提供的机制，让人们得以积极地处理信息和进行经验安排，形成各种事件与经验记录。

关于书写的功能，以上分析无论是对读者、作者，还是对治疗师、求助者来说都同样重要且中肯。

结　论

　　在本章中，我对社会理论近年的发展进行了概括，并将重点放在文本类比和福柯的思想上；还详述了这些概念对心理治疗的启发，并倡导在治疗中加入写作方法。这样的提议并不新颖，早前就有文献讨论过这个主题。在此，我不再多做说明。若想探讨这些文献，读者们可以从博顿（Burton，1965）的《心理治疗中书写作品的用途》（*The Use of Written Productions in Psychotherapy*）入手。

　　至于口述与书写传统，我和戴维都不认为一者优于另一者，但在实务工作中，我们都侧重于口述传统。对寻求心理治疗的当事人，我们大多运用谈话治疗与其开展工作，极少写信给每个案主，也极少在与每个案主共同建构新故事的过程中以共同作者的身份书写新的故事情节。[①]迫于时间压力，我们往往无法诉诸书写传统。然而，通过撰写本书，我们得以检视书写传统的优点，因而不得不质疑以时间为决定因素的方法所组织出来的智能（侧重于口述传统）是否真的合适。

---

　　①　并非所有的情形皆如此，我们也常常运用书写法与不愿开口甚至拒绝见任何人的求助者开展工作。

第二章

....

问题的外化

外化问题有下列优点：

1. 减少无益的人际冲突；

2. 降低失败感；

3. 让人互相合作，共同面对问题；

4. 开启新的可能性；

5. 改为采用较轻松、没有压力的方法去看待问题；

6. 提供对话的可能。

"外化"（externalizing）是一种治疗方法，这种方法鼓励人们将压迫他们的问题客观化或拟人化。在这个过程中，问题变成了与人分开的独立个体，因而它得以脱离原本被认定为问题的人或关系。问题从原本被视为属于人或关系的内在且不易改变的存在，通过外化变得较容易改变、比较不束缚人。

我（迈克尔·怀特）大约在十年前开始系统地鼓励人们将问题外化。这种尝试主要运用在因儿童的问题行为而前来寻求治疗的家庭中。我们早先已讨论过这种做法的各种面向（White，1984，1985，1986a，1986c）。

儿童问题行为的外化显然对这些家庭有极大的吸引力。虽然问题常被界定为儿童本身内在的问题，但事实上，每个家庭成员都深受影响，且常常感到难以承受、气馁和挫败。他们把问题的存在与无力解决的失败视为自己、对方、关系的反映。问题持续，矫正的方法又失败，对家庭成员而言，这证明个人和关系的确存在负面的特质或属性。所以，当这些家庭成员来寻求治疗时，在说明求助原因时往往仔细描述问题，呈现我所说的"充满问题的描述"（problem-saturated description）的家庭生活。当我们用故事或文本类比做治疗时，这些"充满问题的描述"往往呈现为"家庭生活的主线故事"（White，1988，另参见第一章）。

外化可以协助家庭成员把个人、关系和问题分开，从不被问题占据的新观点的角度描述自己、彼此和关系，因此发展出不同的家庭生活，发展出对家庭成员比较有吸引力的故事。从这种观点来看，人们能够找出生活与关系中与自己充满问题的描述互相矛盾的"事实"，而这些"事实"在原有的描述中是我们难以觉察的。新的故事之所以能够产生，关键就在于这些事实。在这个过程中，孩子的问题往往能够得到解决。

早期鼓励家庭成员外化问题时所得到的正向反应促使我把这一做法扩大到更多的问题范畴。在后续的探索中，我发现外化问题有助于人们解决问题。根据我所得到的结论，外化问题有以下几个优点：

（1）减少无益的人际冲突，包括谁该为问题负责的争吵；

（2）降低挫败感，许多人在努力解决问题却失败后对问题的持续存在常常产生挫败感；

（3）铺路，让人们为合作互相铺陈，使人们能够共同努力、面对问题，避免问题对生活与家庭关系造成影响；

（4）开启新的可能，使人们能够采取行动，从问题和问题的影响中重新赢回生活与家庭关系；

（5）使人对"严重得要命"的问题采取轻松、有效、压力较轻的面对方式；

（6）提供对话的可能，而非仅止于独白。

在外化问题的脉络中，人与关系都不是问题，问题本身是问题，人与问题的关系也是问题。我们在第一章中讨论过，生命故事除了影响人们赋予意义的过程之外，还影响人们如何挑选赋予意义的生命经验片段。布鲁纳认为，叙述本身不可能涵盖我们丰富生活经验的全部：

....

> ……生活经验远比论述的内容丰富。叙事的结构能够组织经验并赋予经验意义，但总有一些感受和生活经验是主线故事所无法涵盖的。（1986a：143）

....

人们的生命故事决定了经验的意义和所要表达的经验层次的选择，因而故事也建构或塑造了人们的生活。人们在按照故事的版本生活时，生活与关系也随之发展。

关于人对问题的体验，从文本类比的角度看会有许多可能的假设。在此，我的假设是，人在体验使他极欲寻求治疗的问题时：① 他们对自身经验的叙说或他人对其经验的叙说都不足以代表其真实的生活经验；② 在这种情况下，他们的真实生活经验中非常重要的地方性故事和主线故事之间是互相矛盾的。

主线故事塑造了人们的生活和关系，问题的外化可使人们将自身与主线故事分开。如此一来，人们便可辨认出过去被忽略但其实非常重要的生活经验——这种经验无法从主线故事中预测出来。因此，我根据戈夫曼（Goffman，1961）的说法，把这种经验称为"特殊意义经验"（unique outcome）（White，1987，1988）。

只要找出特殊意义经验，就可以鼓励人们按照其中的新意义生活。至于能否成功，则取决于这些特殊意义经验能否建构出人们不同的生命故事。我称这种不同的故事为"独特的叙述"（unique account）；我还设计了一套询问的方式，鼓励人们寻找、产生、唤醒能够使特殊意义经验"产出意义"的新故事。另外，还有些问话能鼓励人们探索这些新发展所反映的个人与关系的属性与特质。在这样的问答中，人们会对自己和关系产生特殊重述(unique redescription)(White，1988)。特殊重述的问话还能帮助人们重新审视自己与自己的关系(例如，你认为这些新发现对你面对自己时的态度会有什么影响？)，自己与他人的关系(例如，这个新发现对你和某人的关系会有什么影响？)，以及自己与问题的关系(例如，你以这种方式拒绝配合问题，是在强化问题还是在削弱问题呢？)。

接着，我们提出一些能够引导人们扩大新故事影响的问话。这将使人们开始探讨随着独特的叙述和特殊重述而来的"独特可能"(unique possibilities)(White，1988)。有些问话可以引导人们为新的生活意义的实践找到听众，这将进一步扩大支线故事的广度。对于这种问话，我称之为"传布独特"(unique circulation)的问话(参见第一章)。

我相信，外化问题的治疗工作能促成生活与关系的"改写"(Myerhoff，1986)。接下来，我将说明几个与问题外化有关的方法。虽然不同的标题之下各有不同的做法和细节，但是读者会发现它们有许多相似的内容。

相关影响的问话

被我称为"相关影响的问话"(relative influence questioning)的会谈过程(White，1986a)对于帮助人们把问题外化来说十分有效。它从第一次会谈就开始进行，那时就可以进行问题与人、问题与关系的分离。

相关影响的问话包含两组问话：第一组问话鼓励人们找出问题对生活和关系的影响；第二组问话鼓励人们找出自己对问题的"生命发展"的影响。相关影响的问话邀请人们检视问题对生活和关系的影响，借此帮助人们觉察、描述自己与问题的关系。这种过程使他们脱离固定、静态的世界——在这样的世界里，问题存在于人和关系之内——进而进入一个经验性的、动态的世界。在动态的世界里，人们不仅可以发现采取积极行动的新可能，还可以发现依据弹性特点采取新行动的机会。

···绘制问题的影响地图

问话可以鼓励人们了解问题对生活与关系的影响，进而厘清问题对行为、情绪、身体、态度、互动等方面的影响。

这样的过程涉及人们对家庭生活"充满问题的描述"，但是家庭生活往往比问题描述更为宽广。所以这样的问话，不只是探索问题与被视为造成问题的当事人之间的关系，还探索了问题不同层面的影响，包括问题与不同的人之间、问题与不同关系之间的不同影响。这样的探索可以为后续发掘特殊意义经验、采取积极行动开启广阔的空间。在各个层面都有采取积极行动的可能，会使所有与问题相关的人们重拾生命的主权。

以下我选择遗粪症来说明"绘制问题的影响地图"的做法。我相信这个例子很恰当，这些做法来自我治疗的、有持续不断大便失禁情形的儿童的经验。

·····································

苏、隆（两人均为化名）这一对父母带着 6 岁的尼克来见我。尼克有长期的遗粪病史。他曾尝试过各种方法，不同学派的治疗师均为他实施过治疗，但都无法改善他的状况。他每天都发生"意外"或"状况"，通常这表示他的内裤需要"整套更换"。

更糟糕的是，他和自己的"便便"成了朋友。"便便"成了他的玩伴，他会把"便便"擦在墙壁上，抹在抽屉里，揉成球状丢在橱子后面，涂在饭桌底下。除此之外，苏和隆还常常在屋子的角落里发现沾了大便的衣服或是丢在那里的大便，浴室或洗手台的排水管也常被大便堵住。尼克已经习惯在浴室中与大便为伴。

我针对他的病症对家庭生活和关系的影响提出了一些问题，尼克的回答使我发现：

（1）大便失禁使他在同学中受到孤立，干扰了他的学校生活，使他的生活乱七八糟。大便覆盖了他的生活，使他的未来失去希望，也使他自己和别人都无法真正了解他。例如，他的个人形象因此而变得模糊不清，别人看不到他其实很聪明、很风趣。

（2）尼克的大便使苏陷入"愁云惨雾"。她不由得怀疑自己有没有能力做个好母亲，有没有能力做人。她感到绝望，已经想"放弃"了。身为人母，她觉得自己的未来一片黯淡。

（3）尼克的大便使隆感到非常困窘。这样的困窘使他开始疏远亲友。他无法轻松自在地和同事讨论这种问题。而且，他们家位于一个小村庄中，相当偏远，要是有亲友来访，通常都需要过夜。事实上，亲友来访时在他们家过夜已经成了传统。如今尼克的"意外"和"状况"成了亲友留宿时的"特色"，隆实在不愿意继续遵循这个传统。他自认一向开放，要他一方面与别人分享想法和感受，另一方面又要保留"可怕的秘密"，实在很困难。

（4）这件事已经多方面地影响到这个家庭成员之间的关系。例如，这件事就卡在尼克和父母之间。他和母亲的关系开始紧张，这件事剥夺了他们曾有的生活乐趣，也使他和父亲的关系开始恶化。在他父母的讨论当中，他们两人对尼克的挫折感总是占有主要的分量，所以父母之间的关系也受到了严重的影响，很难再互相关注。

••• 绘制人的影响地图

在绘制了问题对生活与关系的影响地图之后，就可以进行第二组问话了。这一组问话的重点是邀请人们厘清个人和关系对问题"生命发展"的影响。这一组问话会带出与"充满问题的描述"互相矛盾的信息，进而帮助人们在面对困扰时认识自己的能力和资源。

要发掘自己如何能够影响问题的实例并不容易，尤其是在问题长时间笼罩、造成许多困扰，给生活与关系蒙上阴影的时候。然而，在这个阶段厘清问题对人的影响，可以为厘清人对问题的影响做好前置准备。这时候，人们比较不会对问题的影响束手无策，也比较能自由地觉察围绕着整个问题而生的诸多经验。这使他们能够进一步发现"特殊意义经验"。

如上所述，厘清问题在各种层面——对不同的人、对各种关系——产生的影响会为人们开启新的空间，寻找并辨识特殊意义经验。因此，厘清人对问题的影响，就不会囿于受问题捆绑的人或关系的狭隘观点。

由于过去所忽略的部分"事实"和充满问题的描述互相矛盾，这样的事实对相关的人必定充满意义。因为充满意义，才能对人构成"特殊意义经验"。由于先前厘清了问题的影响程度，这些意义才能彰显出来。关于问题对人产生的影响，只要有新的数据，都会在这幅地图上形成鲜明的"浮雕"。例如，一位年轻的女性因为厘清了厌食症对自己和对不同关系的影响，才能肯定自己没有因为这个问题而疏远朋友，这对她具有很大的意义。

....

通过问话厘清家人对"狡猾的便便"的影响以后，我们发现：

（1）"狡猾的便便"常常想拐骗尼克和它一起玩，但是尼克记得有几次没让它"骗过"自己。这几次，他原本真的可能会去"涂""擦""便便"，把"便便""揉成"什么东西的，但是他没有。他拒绝中计。

（2）最近有一次，"狡猾的便便"差一点儿又使苏陷入悲惨的境地，但是她拒绝了。她打开收音机听音乐。此外，这一次她并未质疑自己身为母亲的能力。

（3）隆想不起自己什么时候不因为难为情而与亲友疏远了，但是，一旦认清了"狡猾的便便"对他的要求，隆便开始对"反抗这种要求"的想法产生兴趣。我很好奇他要如何反抗这种要求。他说，他会向同事泄漏这个"可怕的"秘密。（这个意图是一种特殊意义经验，因为这个意图无法从他们的家庭生活的问题故事中预测出来。）

（4）要辨认家庭关系对"狡猾的便便"的影响有些困难。但是，经过讨论以后，苏发现自己还是很喜欢与尼克在当下这种关系中的一些片段的；隆也发现自己还是在很努力地维持与尼克的关系的；尼克也认为"狡猾的便便"并未完全毁掉自己与父母关系中的爱。

厘清尼克、苏、隆对"狡猾的便便"的影响以后，我开始提出问话，鼓励他们去实践由特殊意义经验所发掘的意义，并由此"改写"自己的生活与关系。

接下来，他们如何有效对抗问题？这又反映出何种关于个人和关系的价值？他们依靠个人和关系中什么样的能力或特质达到此种成就？此种成就是否使他们想到未来要采取的行动，以便能够从问题的掌控中夺回他们的生活？现在既然对问题有了更多的了解，这样的了解将会在未来如何改变他们和问题的关系？

回答这些问话时，尼克认为自己已经准备好不再被"狡猾的便便"所骗了，决心以后不再中计去当它的玩伴。苏想到了不再因"狡猾的便便"而使自己陷入困境的方法。隆认为自己愿意冒险，告诉同事自己和"狡猾的便便"对抗的经历。

两个星期后，我再次和这一家人见面。其间，尼克只有一次小小的意外——他们说那一次只是小小的"弄脏"。"狡猾的便便"在九天后企图打败他，但是他没有让步。他给它上了一课，让它知道自己已经不会再任由它打乱他的生活了。他告诉我他如何拒绝再度中计，不再和"狡猾的便便"玩在一起。他相信"狡猾的便便"已经不再笼罩他的生活，他表现得很出色。现在的他很快乐、爱讲话、很强壮、很好动。"狡猾的便便"真的很狡猾，但是尼克已经开始过自己的生活了。他做得很好。

苏和隆也"很认真"地决心不再屈服于"狡猾的便便"的要求。苏开始"善待自己"，尤其在"狡猾的便便"使她很难过的时候更是如此，她已经"站稳了脚步"，"狡猾的便便"不能再轻易地影响她。

隆做了一次冒险，反抗"狡猾的便便"对他所造成的孤立。他和几位同事谈到这个问题。这些同事慎重地听着，偶尔进行评论。大约谈了一个小时以后，其中一位回头找到他，说他和他的孩子也曾经碰到过类似的问题。隆认为那一次谈话非常有意义，也加深了两人的友谊。如今，尼克的生活不再被"狡猾的便便"所笼罩，隆发现"尼克其实是个很好的谈话对象"。

我鼓励他们三个人思考这样的成功说明了他们个人和家人关系的何种特质，也鼓励他们重新检视这些事实对他们现在与"狡猾的便便"的关系所具有的意义。在这段讨论中，他们一家人找到了拒绝支持"狡猾的便便"的方法。

3周以后，我们进行了第三次见面。我发现每一个人都采取了进一步反抗"狡猾的便便"的行动，不让它越雷池一步。尼克交了几个新朋友，也赶上了学校的功课，家里开始有亲友来过夜。苏消除了内疚，因为她和隆现在可以和其他父母谈及这一场试炼与考验了。他们发现自己并不孤单，因为其他为人父母者也曾怀疑自己是否能够承担起对孩子的教养责任。

为了预防"狡猾的便便"反扑，我们提出了"未雨绸缪的计划"。1个月以后，这一家人再次前来会谈。经过6个月的追踪，尼克表现得很出色，只有一两次拉在裤子上。他现在对自己很有信心，和朋友相处得更融洽，在学校里的表现也更为出色了。每个人都为他的进步感到高兴。

界定问题，准备外化

在外化问题时，要注意必须以人对问题的描述，以及问题如何影响人的生活与关系的描述为先。经过对问题的描述，厘清问题对人的生活与关系的影响之后，外化就会自然而然地发生。厘清人对问题的影响之后，问题的外化将会更加清楚。

人们对与自身密切相关的问题进行的界定常有相似性。然而，问题的影响或人对问题的体认总是有着独特的个别经验。因此，除了非常普通的条件外，在与当事人讨论之前，我们通常难以事先预测问题所产生的影响。

人们可以运用特定行为来界定问题，如"他发了一顿脾气"，也可以是一般性的描述，如"我们的沟通有问题"。在当事人无法依照自己的经验定义问题时，治疗师可以提出几种可能，然后由当事人检核，以决定其是否符合当事人的经验。

和其他心理治疗学派对待前来寻求协助的当事人的方式一样，治疗师在这里并不做一般性的推论。治疗师要牢记不同情况的个别差异，预先思考不同行动步骤可能带来的后果。这需要治疗师对个人行为有某种程度的"觉察"。此外，为了防止因治疗师的失察而造成当事人感受到压迫，治疗师还必须了解在地脉络，也就是不同关系的脉络。这种觉察使治疗师不至于促成暴力、性虐待这类问题的外化。如果有这类问题发生，治疗师应该鼓励的是可能引发暴力的态度或想法的外化及使人顺从的策略（如被迫孤立、独处）的外化。

••• 持续流动、持续演化的定义

在治疗的过程中，人们对问题外化的界定可能固定不变，但更多情况是随着时间而流动、演化，尤其是当人们努力寻找最贴切于个人经验的问题描述时更是如此。相关影响的问话对定义问题的影响来说较为深远。接下来，我们将通过实例来说明这种问话过程是如何在外化问题的过程中促成问题定义的演化的。

玛娇丽是一位单亲妈妈，她的两个孩子分别是 11 岁和 10 岁。她因为家庭中易怒的氛围来寻求治疗。她说，她觉得家里的每个人，包括自己，都通过发脾气来宣泄挫折。在问到这种情况对她生活的影响时，她回答我说，所有人都鼓励她避免和孩子冲突。但是在厘清避免和孩子冲突对亲子关系所造成的影响时，她突然发现这种行为迫使她放弃了自己的权益。这是否表示其他人总是把她的付出视为理所当然？她回答："对！"

当询问她认为自己有什么脆弱之处使别人容易把她的付出视为理所当然时，她认为"内疚"现身成为可能的"被告"。于是我们充分探索"内疚"对她的生命所造成的影响。如此一来，内疚成了问题的新的外化界定，包含她许多重要的生命经验，这引起了她的共鸣。

接着我们厘清了她给内疚带来的影响。我们鼓励她去发现特殊意义经验带来的意义。她采取行动，反抗内疚的影响，宣告自己不再任其摆布。如此一来，她又进一步扩展了自己的影响力。对两个孩子，我们发现玛娇丽的内疚在某种程度上确实使他们把她的付出视为理所当然。然而，有几次他们也能够拒绝这种诱惑。这使得母子三人在短时间内重新恢复了他们的生活与关系。

• • • 从个别化到一般化

以下的实例将说明有时人对问题的界定是因人而异的。此时鼓励人们建立比较一般性的外化界定会对他们有很大的帮助，这将开启新的空间，使人们更能够辨识问题的影响和寻找特殊意义经验。

史密斯夫妇来为 7 岁的女儿玛丽寻求咨询。玛丽有长期的睡眠问题。她的父亲詹姆斯和母亲瑞秋为了这个问题已然精疲力竭，却看不到任何成果。他们的努力包括阅读、向专家咨询、参加父母效能课程等。

瑞秋和詹姆斯发现，要处理这个问题，唯一有效的方法就是坐在床边握着玛丽的手，陪着她直到她入睡为止。这通常需要一个半小时左右，有时甚至要花费两个半小时。他们都已经感到"技穷"了。

他们想不起玛丽自己上床入睡的经验了。在这么狭窄而特定的问题定义所提供的领域里，似乎很难找到任何实例来说明他们自身如何相互影响的问题。所以我向他们提出一些问话，这些问话鼓励他们梳理出比较一般性的外化问题，也辨识出问题更大范围的影响。

玛丽的问题是她必须在父母的陪伴、安抚下才能入睡。那么詹姆斯和瑞秋认为这对玛丽其他的生活层面有什么影响呢？

讨论以后，"缺乏安全感"是他们对问题比较一般性的外化界定。除了睡眠问题之外，缺乏安全感对玛丽的生活还有什么影响？瑞秋说，缺乏安全感显然使玛丽无法直接面对与朋友的冲突。每当这种情况发生时，她都会跑到距离最近的大人身边，她看起来很沮丧，很需要得到别人的安慰。如果她的父母在场，这种情况将表现得更为明显。厘清这种"缺乏安全感"对詹姆斯、瑞秋的生活与关系的影响后，他们发现，在那样的冲突中，他们的确不得不出面保护玛丽。

讨论到家人对"缺乏安全感"这个问题的影响时，我询问他们是否记得当"缺乏安全感"推着玛丽依赖父母时，玛丽曾经有能力拒绝的情形？瑞秋突然想起来，最近有一次玛丽和朋友起冲突是她自己处理的，而不是跑到父母身边要他们替她处理的。①

这个发现打开了一扇门，让我们开始提出问话，发展新的意义。玛丽自己有没有发现这一点？答案是没有。她要如何发现自己做到了这一点？她做了什么使自己准备好进行这样的突破？如果她发现自己已经变成问题的解决者，有什么感觉？她将会发现自己具备什么能力？我询问她的父母对这些问话的回应。他们的答案对玛丽处理问题和安慰自己的能力做了新的描述。

玛丽显然喜欢自己的这个"新形象"，不喜欢以前的"旧形象"。玛丽受到新形象的吸引，这说明了玛丽对采取行动、远离"没有安全感"做

---

① 虽然我们很快辨认出玛丽对"缺乏安全感"的生命发展的影响，但这样的例子对治疗的进展来说并不是最重要的。另一个可能是辨识父母对"缺乏安全感"的生命发展的影响。近来，在与另一个有着类似问题的家庭接触时，我们无法很快找到这个女孩对问题发展产生影响的证明，但父母拒绝与"缺乏安全感"合作的证据却很明显。在一次事件中，他们要求女儿学会安抚自己。家庭成员参与了这个特殊意义经验的意义发展。在那次会谈结束前，这个女孩似乎因为父母坚决地陪在她身边帮她共同对抗缺乏安全感而开心不已。

了什么准备？我们发掘了玛丽自己避开缺乏安全感、自己处理问题的能力，这样的新发现又将如何支持瑞秋和詹姆斯对抗玛丽的睡眠问题对亲子关系产生的影响？对于这些问题，我们讨论了各种可能。六个星期之后，玛丽进一步发展了自我安抚的能力，甚至开始坚持独自上床入睡。

....

● ● ● 从"专家"到"常民"的界定

有时，人们会运用"专家知识"来界定问题，尤其是在被鼓励运用"科学分类法"描述问题时。但是此种"因循"而来的问题定义将使人们的问题失去独特的个人脉络，也使我们很难去发现并干预生活中的"问题"的部分。这种因循而来的定义无法提供检视个人与问题关系的空间，也使人无法发掘出特殊意义经验，因而无法使人们体验"生命主权"。

鼓励人们对问题建构属于自己个人的定义非常重要。这种新定义是最贴近自身经验，最能反映当事人所关切的主题的。以下实例将说明如何在贴近家庭成员经验的同时发掘外化问题的定义。

....

吉姆的父母忧心忡忡地带他来找我。大约在七年前，医生诊断吉姆患有"精神分裂症"。吉姆越来越依赖父母，布朗夫妇感到十分烦恼。他完全离群索居，无心改善自己的生活。父母问他为什么不想办法做点儿事，他总是回答："因为我有精神分裂症。"

我问他是否关心任何生活中所发生的事，他说并不关心。我问他对自己生活的理解，他说："我有精神分裂症，我就这样。"

我请布朗夫妇描述吉姆的精神分裂症对家人生活与关系的影响。他们认为，精神分裂症养成了吉姆的坏习惯。

我要他们说出有哪些坏习惯，并举例说明这些坏习惯所产生的影响。后来我得出的结论是："精神分裂症对吉姆的生活所造成的这些坏习惯已经使他无法成为自己生命的主人了。"

我转身面对吉姆，问他是否同意我的这一说法。他回答"不知道"。我说："如果真的如此，如果这些习惯使你变成生活的过客，使你无法做自己生命的主人，你会不会担心？"他回答说："会，我会担心。"我问：

"为什么会担心？"因为回应了这个问话和后续的问话，他开始发现并说出自己担心的事情和对问题的体验。他也开始"发展"一种"反抗"，挑战问题对生活造成的贬损效应。

....

● ● ● 建立对问题定义的共识

有时家庭或夫妻寻求治疗时会对问题的界定产生很大的争论。这使他们难以以合作的方式共同挑战问题对生活与关系所造成的影响。在这种情况下，外化可以为问题建立起彼此都能接受的定义，可以促成合作，有助于共同解决问题。我在其他著作中曾对这种做法举了不同的实例（White，1984，1986a）。

将问题外化的这个层面在处理夫妻冲突或对待家庭中的叛逆少年时特别重要。

....

约翰和温迪预约会谈，因为他们想处理儿子乔"不负责任"的问题。乔今年 16 岁，很勉强地一同前来。他认为自己没有什么好担心的。事实上，他父母预约会谈正好证明了他一向认为的问题的存在：他父母太"唠叨"，太爱为他"争吵"。

我尝试不在定义问题这种无意义的争论上浪费时间，转而询问约翰和温迪：如果情况没有改变，接下来会发生什么。他们花了很长一段时间来谈论对乔的前途的焦虑。我接着询问他们焦虑如何使他们的生活绕着乔打转，其实焦虑也"鼓励"他们更仔细地看管乔的生活，并且以乔为生活重心。"这种焦虑给乔的生活带来了什么影响？"

乔立刻加入讨论。他发现父母对他前途的焦虑使他胆怯，让他没办法过自己的生活。这对他来说是个问题吗？是。他喜欢被人看管吗？不喜欢。乔愿不愿意和父母一起努力消除这种焦虑以及这种焦虑对亲子关系造成的影响？愿意。

建立问题外化且彼此都能够接受的定义，能为双方共同的努力奠定基础。温迪、约翰、乔开始仔细探索这种焦虑对生活与关系的影响。他们探索自己对"焦虑样貌"的影响，并找到一些特殊意义经验，包括乔最近采取行动消除父母对他前途的担心。他们已经开始依据特殊意义经验发展意义，也开始探索生活与关系调整的可能。

....

特殊意义经验

在"狡猾的便便"这个实例中，特殊意义经验大多存在于问题与家庭成员之间的关系中，以及问题与家人关系之间的关系中。然而，我们很难在所有层面都找到特殊意义经验；它虽然很有帮助，但绝非必要。只有在促成新意义的发展时，才需要发掘特殊意义经验。

当所有与问题相关的人们都根据特殊意义经验积极发展新的意义时，当然会很有帮助。然而，这同样绝非必要。只要有一个人积极投入新意义的发展，而这个人又能拒绝他人回到问题和与之合作的诱惑，就能够大幅度地削弱问题的影响力。

从细节上厘清问题的影响之后，人们就能比较容易地确认自己对问题的影响了。例如，他们确认"狡猾的便便"使苏非常痛苦，接着又从细节上厘清了这种痛苦对于苏的意义。于是，当我开始向这一家人提出问话并鼓励他们发掘自己的影响力时，苏开始想起一次"狡猾的便便"对她没有这么大影响力的事件。仔细厘清问题产生的影响，就可以帮助治疗师具体地设计问话。

•••• 过去的特殊意义经验

检视人们对问题的影响历史，就能找到特殊意义经验。此时，我们鼓励人们回想和问题的影响互相矛盾的"事实"或事件。人们虽然在这些事件发生时已有过体验，但由于注意力被问题故事吸引而无法赋予这些经验新的意义。找出过去的特殊意义经验，就可以使人在当下开始发展新的意义。这一新的意义又能让人回头修正自己的个人史和关系史。

....

凯瑟琳今年26岁，13岁时背部受过重伤，那次受伤除了使她行动受限外，还造成她身体的长年疼痛，她做过许多检查和治疗都没有任何效果。意外发生以后，她的生活状态一直在恶化，转介到我这里时，她患有严重的焦虑症和忧郁症。

她的母亲乔安妮陪她来进行第一次会谈。我鼓励她们厘清这种长年疼痛对生活与关系所造成的影响。这种疼痛对凯瑟琳生活的众多影响之一是，她开始不愿意接近不认识的人。在鼓励她们厘清自己的影响力时，我问她是否记得，曾经本来会因为这种疼痛而不愿意和人接触，但最后还是拒绝了疼痛的摆布？她想了约二十分钟之久，才想起约三年前的一次经历：她在离家不远的地方散步，看到一个人迎面而来，那个人看起来很友善，她觉得他会和她打招呼，于是等他接近时，她就对他点了下头，说了一声"嗨！"显然她没预料到自己的行为，这在当时对她也就不具任何意义。

我鼓励这对母女探索这个经验片段的意义。当陌生人接近时，凯瑟琳是如何处理心中的焦虑的？她做了什么心理建设才使她没转身背对那个人？她做了什么样的准备才做到这一点？如果她当时了解这一点的意义，这又反映了她什么样的进展？在这样的经验里，她最欣赏自己的是什么？如果她充分了解这项成就的意义，将会给她带来什么不同的影响？

经过三年检视历史、发掘特殊意义经验的过程，现在的凯瑟琳和乔安妮找到了一个转折点。接下来，她们发掘了更多的特殊意义经验，包括乔安妮有时拒绝加入凯瑟琳的"疼痛新闻"。凯瑟琳用了几个月的时间做实验，尝试增强自己对问题的影响力，测试她的新发现，发展社交网络及对生命的渴望。乔安妮也开始注意"自己的需要"。

....

这些从过去的经历中所发掘的特殊意义经验有的发生在两次会谈之间，有的存在于整个治疗的脉络里。这为新意义和新故事的拓展提供了丰富的资源。

....

盖尔几年前被医师诊断为精神分裂症。经过多次治疗，还是只能过"角落里的生活"。她的主要问题是幻听，这些来自她自己的"声音"时常骚扰她，令她困扰不已。

第一次会谈时，她发现了面对这一困扰的能力。于是她开始采取行动，扩大自己的影响力，以各种方法挑战那些声音，最后终于把大部分"声音"弭平为无声的念头。

她告诉我，这些声音总是反对她前来和我会谈。她必须克服很大的困难才能和我见面，那些声音总是要她回去。有几次，这些声音几乎成功了。为了帮助我了解这一点，她向我说明这些声音已经受到我们会谈的威胁，正不计代价地试图逃避。在一次会谈之前，她成功地抗拒了这些声音。此前，这些声音一直要求她回去，并加倍侵扰她。她很沮丧，担心自己无法抵挡。这时我了解到，她在原来故事的笼罩下已经产生了新的故事。于是我提出问话，希望支持她写出新的故事。我的问话有一部分来自会谈中我对她反抗那些声音的奋斗史的了解。

最近这一次她是如何反抗了那些声音并坚持来参加会谈的？她告诉那些声音："你们给我闭嘴。"

我问："不久前这些声音还让你很难过，导致你难以来会谈。当时那些声音是怎么影响你的？"

她说："她们把我弄哭了！"

我说："今天你有没有被弄哭？"

"没有。"

"那么现在的你和那时候的你有什么不一样？"

"我现在比较有能力！"

"你为何不告诉那些声音这一点？"

"好……"

盖尔克服了几周以来的胆怯，把那些声音弭平为无声的念头。在两个星期以后的会谈中，她告诉我，她"越来越有力量"，不再容许那些声音困扰她了。在她的生命中，这是另一个转折点。

• • • 当下的特殊意义经验

有些特殊意义经验是在会谈中出现的。人们通常是通过治疗师的好奇，或在治疗师要求厘清感觉之时才注意到这种特殊意义经验的。这种当下的特殊意义经验通常很令人信服，是可以直接用来拓展新意义的。

....

贝蒂说服了凯斯前来参加治疗，她假设自己有些问题需要处理，希望治疗师也能听听凯斯的意见和想法。然而，不久我们就发现，真正的问题在于凯斯时而出现的暴力行为和攻击性。在讨论这种暴力行为和攻击性对贝蒂和他们之间的关系的影响时，他们两人知道了必须优先处理这个问题。经过讨论，凯斯同意加入。

我们做了一项避难计划。只要贝蒂感受到威胁，觉得凯斯即将出现暴力行为，她就实施这个计划。这个计划的实施和凯斯有着密切的关系。他被要求在事前去找任何一个在计划中所列出的亲友，他将因为不再对暴力保持缄默而对问题的解决做出重大贡献（这将是特殊意义经验）。

经过仔细讨论，凯斯同意了这个计划。通过问话过程，我们了解凯斯的暴力倾向栖身于"男女关系"的主流知识脉络和伴随这种知识而衍生的"权力技巧"中。我们辨认出在主流论述和权力技巧之下的特殊意义经验，于是我要他们开始发展新的意义。

第二次会谈进行到约一半的时候，贝蒂做了一次冒险，发表了明知会和凯斯相抵触的意见。看得出来，凯斯听到以后相当挣扎，几秒钟过去后，他却没有做出任何反应。

我问他："你是如何做到的？这个阶段我还没预料到会有这种结果。"

他回答："我如何做到什么？"

"你如何克制自己不要有反应，不要控制她说话？"

"我不知道。"

......

"你不惊讶吗？"

"哦，我想我是……对，我是惊讶的！"

"你觉得这有什么意义？"

"呃……"

接下来，我们一直探索这种特殊意义经验的意涵。这个过程使凯斯这个人的生命故事掀开了新的一页。

....

● ● ● 未来的特殊意义经验

特殊意义经验也可能发生在未来。检视人们逃离问题影响的意图、计划，或探究他们对生活与关系不受问题影响的渴望，都能发掘出这种特殊意义经验。

......

纳桑虽然很难找出自己对问题的影响，不过在发现问题如何影响自己的生活以后仍感到十分震惊。事实上，惊愕已经明显使他下定决心，想办法不让问题把他逼到角落。

我对他做了回应，问了他一些话："你好像已经下定决心要想办法解决问题了。"他表达了自己的坚决。"你能做些什么来拯救自己的生活？"他已经有了一些想法。"你能从哪里得到这些想法？""如果照着这些想法去行动，你对自己的感受会有什么不同？"他回答会有很不一样的感觉。"带着这种对自己不同的感受，你觉得生活当中的哪些事情会比较容易着手解决？"他想到几种可能。

回答这些问话时，他渐渐发现自己其实可以有比较美好的故事。接下来，纳桑开始采取行动实现这个新故事。

......

这种特殊意义经验虽然和预期未来有关，但其实也是当下的特殊意义经验，它同时能让我们找到过去的特殊意义经验。人的意图和渴望可以视为现在面对问题时的反抗行动。这使我们得以探索人们过去有什么样的经历使他们了解自己能够期盼一个不同的未来——他们曾经"瞥见"的东西或许维系了他们的渴望。

● ● ● 特殊意义经验与想象力

无论是对治疗师还是对寻求治疗的人而言，想象力在问题的外化上都扮演了相当重要的角色。它使我们能够辨认出特殊意义经验，然后发展其中的新意义。

想象力的重要性在于，治疗师能够想象对寻求协助的人而言有意义的事件是什么，且不被个人对生活与关系发展的判断及标准所遮蔽。例如，在家中接待朋友对治疗师个人来说可能没什么大不了的，但是对某些人来说却是意义非凡的——也许相当于治疗师走钢索般的不寻常。这类事件的重要性可能相当于英雄事迹。在此，无关乎人们采取的行动的大小，重点在于行动的方向。

治疗师一旦认清人对问题相关事件的惯性、可预测反应，就能想象出何种反应可以构成独特的意料之外的结果。这将提高治疗师对"信息差异"的敏感度，然后反过来帮助他支持人们运用想象力。

....

布鲁斯大约在八年前被医师诊断为患有精神分裂症。后来他的父母理查德和明带他来找我，他的妹妹艾琳也参加了这次会谈。理查德和明关心的是布鲁斯的生活目标。他很稳定，但十分退缩。他很少走出自己的房间，也不见客人。

第一次会谈结束后，布鲁斯认为自己已准备好扩大自己对生活的影响力了。他计划打电话给一个低调的社交团体主持人，商定见面时间。之前他几次拿到这个电话号码，却都没有付诸行动。他已经五年没接过电话了，更别说打给别人了。所以，我请布鲁斯和他的父母开始讨论，他是否已经准备好打这通电话，通过谈话探索事先采取步骤帮助他踏出这一步是不是更加明智的选择。然而，他还是确定自己已经准备好要打这个电话了。

第二次会谈时，我邀请他们谈谈是否有进展。结果显然是没有进展。事情"还是一样"。这次会谈进行到一半，我突然想起他曾经决心要打电话给社交团体主持人的事。他打了没有？"打了。"他说，然后开始谈论与此无关的事情。我看了看他们，每个人都心不在焉，都沉浸在自己的世界里。可见，他们并不期待会有不同的事情发生。

"等一下，等一下！"我说，"我有没有听错？"

他说："什么？"

我引起了他的注意。

"也许精神分裂症会传染，我听到了一些声音。"

他困惑了："什么意思？"

"呃，刚刚我以为你说你已经打了电话。"

他很确定地说："你根本没有在听，我真的讲了。"

"那再告诉我一次，这一次讲大声一点儿，让我们可以消化一下这件事！"

他立刻又讲了一次。于是我向他道歉，并且告诉他我完全没想到会有这样的进展。接着，我问他是否介意让我再听一次这个消息。他又讲了一次。这一次听了以后，我假装从椅子上掉下来。

他觉得很好玩。现在，在场的每一个人都开始注意他这样的进展。"有没有谁完全料想不到这个消息的？有没有人觉得很惊讶？"理查德经过片刻思考，然后对明说："想一想，这真令人惊讶，不是吗？"明立刻也有了发现新大陆般的心情，开始询问布鲁斯这次预料之外的行为。我们满怀好奇地问他问题，讨论这项成就的意义，足足讨论了三十分钟。我记下了这些问话（他们对问话的反应以及讨论的内容），后来把这段过程摘要写在给他们的信中。

一个月以后的第三次会谈中，他们一开始就告诉我，布鲁斯又让明惊讶了两次。由于会谈只有一个小时的时间，所以我们并未充分讨论这两次事件和其中的意义。在后续的会谈中，我们虽然很努力地想和布鲁斯的新进展同步前进，却始终跟不上他的速度。

修正人与问题的关系

问题与问题的影响有一种互相依赖的关系。因此，从这点来看，我们可以说问题依靠其影响而存在。我曾经在其他著作中讨论过，这种影响构成了问题的生命支持系统，也就是说，这种影响可以被视为问题存在的必要条件（White，1986a）。

在这个观点下辨识特殊意义经验、拓展新的意义，都将支持人们认识自己为抵抗问题的影响所做的努力，以及对问题得以存在的必要条件的反制。要了解问题与其影响力之间的相互依赖关系，我们应知道，只要人们拒绝与问题存在的必要条件合作、拒绝接受问题的影响，就会削弱问题并缩小其影响的范围。如此，在依照特殊意义经验发展新意义的过程中，人们自然将会重新修正自己与问题的关系。此种新关系的描述，就会和起初绘制问题的影响地图时的描述产生相当程度的差异。如果在此时鼓励人们清楚地辨识自己与问题关系的转变，将强化人们对新可能的探索。

哈里森夫妇为了8岁的儿子阿隆来寻求治疗。阿隆经常乱发脾气，他们为此备感困扰。此外，阿隆还会在半夜里梦游，每个人都认为他会越大越失控。

他还有许多别的问题令他的父母担心，包括饮食习惯不良、不合群、在学校不守秩序等。他的饮食习惯也真令人担忧，只要稍有机会，他就会喝掉一整壶咖啡，吃掉整条牙膏，喝下整瓶酱油。最近他甚至吃了测验设备，破坏了我们新购入的心理评估工具。

他上的是特殊教育班，在很长的一段时间里都有学习问题，他在很小的时候就被医师诊断为患有多动症。他的几个姐姐和他完全不一样，姐姐们看起来都是蛮平常的少女，饮食习惯也与常人无异。

厘清家人对问题生命发展的影响时我们发现，最近最戏剧化的特殊意义经验是在阿隆发脾气时哈里森太太"转身离开"而不加入。我鼓励他们探索这个特殊意义经验的意义。我问哈里森太太，她和问题的关系对她来说有什么意义。她拒绝接受问题的影响，是顺应还是反抗问题对她的要求？她最渴望和问题维持什么样的关系？不与问题合作是增强问题的影响还是削弱问题的影响？她还能采取什么行动来强化与问题的这种新关系？她在这种与问题的新关系中是更有影响力的一方吗？

几次会谈之后，她转变了自己和问题的关系，她的家人也开始跟进，于是问题很快就失去了生命支持系统。阿隆的行为自此开始改善，学习能力也大幅提升，注意力也改善了许多。令我高兴的是，哈里森太太还变成了阿隆同学父母的"顾问"，常常帮助其他父母检视他们和各种问题的关系。

责　任

问题的外化能够使人与问题分开，但外化不能使人推卸责任，不能使人们否认他们参与问题而使其得以继续存在。事实上，问题的外化不但能使人们觉察并描述自己与问题的关系，还能够使人们担负起对问题的责任——以前他们不可能担负的责任。

此外，问题外化的效果还包括：使人们不再以问题故事来描述自己的生活与关系；催化或唤醒在生活与关系中比较新的、比较美好的故事版本；帮助人们辨识与发展自己和问题的新关系。这些都将酝酿一种生命主权。因为生命主权，人们能为自己的生活探索新的选择，追求新的可能性，并为此负起全部的责任。他们在外化的过程中将发现建构个人生活的新能力。

文化脉络

在人们学习和问题分开的过程中，可能会质疑一些来自文化、把人和人的身体"客体化"（objectifying）或"物化"（thingifying）的现象。在这种现象的脉络里，人被当作物体来建构，也希望物化自己、自己的身体及他人。这是把人定型，把人规格化的过程。在西方社会中，这种把人"物化"的现象是普遍存在的。

人把自己、自己的身体、他人"去客体化"（de-objectification）的行为都属于问题外化的实践。这样的实践对人们很有吸引力。他们张开双臂"拥抱"这种行为并从中得到解放。在后续的会谈过程中，每次和人们讨论外化问题的经验时，许多人总是说他们立刻了解了此中的意涵，并且还会因感受到自由、不再受问题的影响而采取行动。

福柯自认是"思想体系的历史学家"。他对这种以"压制"人为目的的"客体化"文化做法进行了历史的追溯（Foucault，1965，1973，1979）。根据他的看法，近代史上的西方社会一直依靠人及其身体的物化进行社会控制。人及其身体的客体化的现代史刚好和所谓的"划分的做法"（dividing practices）（Foucault，1965）和"科学分类法"（scientific classification）（Foucault，1973）的兴盛相呼应。他追溯此种"划分的做法"的历史，发现这种行为是在 17 世纪随着 1656 年巴黎总医院的开办而第一次大规模出现的。这种做法区分出一些人和团体，并通过对人与社会身份的划分而将人客体化。另外，在"科学分类法"之下，人的身体被建构成物体。

这样的做法旨在划定人的身份，且这种人格的划分又非常地"个人"（因人而异）——是一种"自我占有"（self-possession）、"自我牵制"（self-containment）的划分。福柯对西方文化现代史上的这种越来越严重的人格个别划分做了观察，但他不是唯一进行这种观察的人，如吉尔茨（Geertz）也曾强调过类似的观点：

人有限地、独特地认知宇宙，人是觉察、情绪、判断、行为所组成的独立的、整体的动态中心，这种西方观念不论在我们看来是多么的无可撼动，但其在世界各地的文化概念中仍是较特殊的观念。（1976：225）

福柯认为，这种发展无可避免地会和当代国家权力的运作、人与人的身体的统治、人的"压制"及"柔顺的身体"的塑造纠缠在一起。拉比诺（Rabinow）总结了福柯的立场：

国家权力若要建立起越来越全面的控制网络，跟它是否有能力建立越来越精细分化的个体性息息相关。（1984：22）

检视了将人与人的身体当作物体建构的文化做法后，我们必须思考当代权力运作的特殊形式。检视此种权力可以帮助我们了解人受压制的经验背后的更大脉络。

此外，这种检视还能促成此现象的反实践"治疗法"（therapies of counter-practices）的产生。接下来，我将检视福柯（1979）对边沁（Jeremy Bentham）的"圆形监狱"（Panopticon）的分析。

叙事治疗的力量：故事、知识、权力（全新修订版）

圆形监狱

结构

圆形监狱是18世纪法国哲学家、社会改革者边沁发展出来的建筑。边沁认为，这种建筑会在空间中组织或编制人们的"理想"模式，还可以有效地"铸造"人成为"柔顺的身体"——易于转变和利用的身体。他认为，这种建筑的理想性在于它可以把人的效率推到最高、把管理所需的成本降到最低。因此，在这样的憧憬之中，圆形监狱是一种非常经济的权力形式。

然而，圆形监狱并不是一种全然创新的权力技术。它承继、改良的控制技巧来自局部层次，如军队、修道院、学校等发展出来的制度。圆形监狱是一座环形建筑，中间是一座塔楼。圆形监狱可能有好几层，每一层的进深只能容纳一个房间，并被分割成许多（并列在一起的）小房间。每个小房间都有一扇后窗让自然光照进来，前面有一个很大的窗户面对中庭。各房间之间没有窗户，住在里面的人无法彼此直接接触。这种房间依照组织的性质或目的可以用作"牢房""工作间"等。

● ● ● 凝视

每个房间都面对中庭中央的监视塔。监视塔驻有警卫，监视塔的层数和它外面的圆形建筑的层数相同。警卫从监视塔上监视每个房间里的活动，视线完全没有阻碍。在背光的照射下，房间里的人的活动会变成剪影，变成鲜明的"浮雕"。房间里的任何活动都逃不过警卫的监视，房间里的人永远都是被监管的对象。这种空间是"……小剧场，每个演员都是孤独的，全然地个别化的，也是可以永远被看见的"（Foucault, 1979：200）。

然而，房间里的人永远可以被看见，监视塔里的警卫却永远不可被看见。监视塔的设计是：精心设置的门、窗，使房间里的人看不到监视塔内部。房间里的人永远不知道塔里的人什么时候监视他。如此一来，房间里的人别无选择，只能假设警卫一直在注视着他。所以他们感觉自己是永远被监视的对象。因此，这种权力机制就会"诱导"人在行动时认为随时有人在监视自己。

这种监视系统不但有效，而且颇具经济性。用相对较少的警卫在各扇窗口梭巡，就可以达到监视的目的。

....

因为永远有人看着你，因为你永远被人看着，所以能够使人遵守纪律，永远顺服。（Foucault, 1979：187）

....

··· 生活的评估与定型

圆形监狱对人的配置会在空间上制造一种情境，即通过组织建制的规范对人进行分类、认证、评量、比较、分化和判断。这又使得人被孤立分化。除此之外，这种空间配置还会提供理想的条件，使得"塔内的人"可以依照组织的准则对"房间里的人"进行训练和矫正。

因此，住在独立空间里的人体验到的永远的凝视其实是"常规化的凝视"（normalizing gaze）。这些人体验到的是永远有人依据组织建制的规范或标准在对他进行评价。这种常规化的凝视会使人永远受到"所有时间、活动、行为、讲话、身体、性欲上的小惩罚"（Foucault，1979：178）。档案被发明以后，人们的生活可以随时被记录，而这又强化了对人进行常规化与个别化影响的倾向。如此一来，人们就被"掌握并固定在文字当中"，更便于收集统计数据，设计定型化规范——也就是建构关于人们一体的、全面的知识。根据福柯的观点，这种对人的描述"将真实生活转变为文字"，从而使其成为一种重要的社会控制手段。

以前是宗教要求人牺牲身体，现在却是知识要求我们拿自己做实验，要我们牺牲知识的主体。（1984c：96）

档案可用以记录，把人"客体化""主体化"，所以它在"个人的格式化"过程中十分重要。

··· 常规化的判断

圆形监狱的设计目的是完完全全地压制人。每个人都觉得自己随时在组织规范和准则的监管之下，而在这种监管下，在这种"常规化的判断"下，人是完全孤立的。由于人在自己的独立空间内不能和其他人直接接触，所以也无从比对彼此的经验、生产不同的知识，更无法建立同盟、反抗压制。在这个严格进行阶层划分的观察体制下，在这个"个别化的金字塔"当中，不可能发生"多元化"常有的挣扎与反抗。对权力的反抗就这样被有效地中和掉了。

圆形监狱提供了一种当代权力机制，这种权力机制依赖的是"常规化的判断"。它所提供的社会控制系统不容许人们根据自己的价值和道德观点来判断自己。这种社会控制不是依照人们"犯错"的程度决定行为的后果，而是依照某种规格、标准判断人的表现。琐碎的检查取代了道德判断。行为后果由一个人的表现程度而定。在这里，关键不在于"做错事"，而在于"没有达到要求的标准，或者任务失败"。凡是偏离组织规范和准则的行为，都会受到惩戒。

••• 自我压制

这种当代权力机制不但把人和人的身体物化，而且还征召人们积极参与自我压制的过程，要求人们依据组织的准则或规范来塑造自己的生活。

一如之前的讨论，人们若是永远不知道何时有人在审查自己，就只能假设自己是永远被监控的对象，似乎只有这样才会感到安全。在这种情况下，他们会永远警惕自己的行为，并随时依据组织设定的规范来评估自己的行动、样态。一旦认为自己的行为有任何失常或错乱，他们便会受到诱导，把身体当作物体来对待，即进行规训、矫正的运作，把自己塑造成"柔顺的身体"。如此一来，他们就成了自己的警卫，开始监视自己的样态。他们成为自我审查的对象。

置身于可见领域，也知道自己置身于可见领域中的人们就会对权力的约束负起责任。他们使得这些约束恣意地在自己身上为所欲为；他们自陷于这种权力关系，并同时扮演两种角色，成为压制自己的规训。（1979：202）

••• 积极形式的权力

福柯认为，圆形监狱的权力模型在性质和效应上是积极（positive）而非消极的。讨论权力的积极性质时，他指的并不是在一般意义上的"积极"，并非指某种有利的、可令人产生欲望的事物。他说的"积极的权力"之所以积极，指的是它可以建构或塑造人的生活。这种"效应积极的权力"的概念和一般的权力概念完全相反。一般的权力概念都主张权力在运作及效应上是压制人的，是进行剥夺、限制、否定、包围的，是一种负面的力量和本质。

而福柯认为，在西方社会中，我们体验的主要权力并非消极或压制形式的权力效应，而是积极形式的权力效应，即建构人们生活的权力所产生的效应。人们通过这种权力接受常规化的"真理"，并接受这种真理塑造他们的生活与关系，反过来，权力的运作又建构或生产出这些"真理"。

> 我们必须暂时停止使用消极的词语描述权力的效应，像是"排除""压制""检查""抽象""掩饰""遮盖"等词语。事实上，权力具有生产力。它生产现实，还生产客体与仪式性的真理。个人及那些可能从他身上获得的知识都是这种权力的产物。（1979：194）

谈到"真理"，福柯并不赞同"人的本质里存有客观的或固有的事实"这种想法，他赞同那些建构出来的被赋予真理地位的观念。这些"真理"是"常规化"的——它们建构出标准，然后动员人们依照这些标准塑造或建构自己的生活。所以，这些"真理"实际上是在明确地指导人们的生活。

• • • 君权与当代权力

福柯也对造就圆形监狱的当代权力形式和早期权力形式——也就是君权——进行了比较。早期的君权，其有效性主要依赖群众看见君权的程度而定。人们通过君主的"能见度"体验国家权力。为了让百姓感受到国家权力，他们利用各种机制（如特殊的仪典和场合等）将"聚光灯"打在君主身上。此种权力形式，最强盛之处是在源头。

在君权之下，权力的主体是隐形的。那些被关入牢房、在大众面前隐匿消失的人，对这种权力的体验最为深刻。"流放"是衡量这种权力有效性的标准之一。然而就社会控制的角度而言，君权却被证明是最昂贵又比较无效的手段。

相对于君权，以圆形监狱为代表的权力机制是否成功，主要取决于臣民能否看见权力的源头。在这种权力机制下，站在聚光灯下的是臣民。若要衡量这种权力的有效性，其尺度在于臣民永远可见的程度。所以这种权力形式的最强大之处不在源头，而在接触点。这种权力形式提供了颇具经济性而又有效的社会控制手段。

....

简单地说，就是以一种暗地里将权力承受者客体化的权力取代彰显当权者伟大之处的权力；建立关于这些个人的身体知识，代替夸示君权的种种标记。（1979：220）

....

圆形监狱模式也是一种能够自我维持、高度自主的权力运作机制。监狱里的警卫本身也是这种权力机制的客体。在监视塔的访客中，他们不知道谁是督察，所以警卫们也觉得有看不见的人在随时评估自己。所以他们也会受到诱导，根据规范行事。因此，圆形监狱提供了一种机制，其中的每一个工作人员既是权力的主体，又是权力的工具，或者说是"载体"。①

....

这的确是此种概念及其应用中的很残忍的一面。在此，人们所拥有的权力并不是完整地掌握在自己手中，不是他自己要用就用，也不是只施之于他人。这种权力是一种"机器"，人人深陷其中——行使权力的人和被行使权力的对象都一样。（1980：156）

....

• • • 讨论

圆形监狱这种建筑形式从来没有如边沁所期望的那样风行起来，其真正应用的范围非常有限，仅限于医院、监狱等。谈及它压制人们的效应，

———————

① 这并不表示所有人在权力效应的体验效果上是一样的。

其效果也远不如预期。

然而，根据福柯的看法，"通过权力匿名且自动化地运作，可能也可以达到社会控制的目的"的观点却流传下来，并广为人们所接受。圆形监狱所示范的将人和人的身体客体化的权力技术，事实上已经普遍存在于经济活动中。"在西方，经济的起飞、资本的累积，必须仰赖累积人的管理。"（1979：168）这种权力技术使资本主义的兴起成为可能，人文科学亦然。

··

......科学训练所做的是标明特性、分类、特殊化。科学训练一直在根据规范量尺分配等级，在人与人之间划分阶层；如果有必要，就剥夺人的资格，宣布其无能。（1979：223）

··

福柯认为，我们已经进入"无限审查，被迫客体化的时代"。现在的社会是一个常规化的社会，其中评估取代了刑罚，而且渗透进司法层面，进行社会控制——控制身体、群体及知识。这是隐身于法律"底下"、渗透进司法程序的权力。他认为，法律的矫正效果是"通过统计方法和判断，评定何谓正常，而非评定对错"，"将不正常者孤立起来，用矫正手段使他们正常"（1979）。

最后的思考

在上面的内容中，我描述了外化问题的实际做法，已经有许多治疗师采用这样的做法了，并且很有创意地在不同脉络下应用于各种问题上（Durrant，1985，1989；Epston，1989）。

我认为，"问题外化"可以说是欲将人及其身体物体化的文化行为的反向操作。这种反向操作为人们开启了新的可能，使人们能够根据新的故事或知识改写或组成个人、他人和关系。因此，我相信这种反向操作奠定了一个基础，它使我们能够采取行动，实现福柯的提议：

....

……把我们自己从国家和那种与国家相连的个别化中解放出来。我们必须拒绝这种几百年来强加在我们身上的个体性，从而形成新的主体形式。（1982：216）

....

有些做法给当事人带来的体验是"可以使他们产生能力"。我描述了这种做法，但并不是说我们可以让所有人在所有情境下都采用这种做法。例如，有些人因为遭遇危机而寻求治疗，他们的生活和关系并没有固定在问题故事当中。在这种情形下，治疗师应协助人们厘清自己在不同层面上对危机的体验，并检视他处理这个危机的方法。

此外，有的人来寻求治疗并不是因为生活充满问题故事，而是因为他们觉得自己的生活很乏味。在这种情形下，治疗师应该鼓励人们寻找生活中的"闪耀的经验片段"，包括与各种转折点相关的经验，并鼓励他们根据这些片段发展新意义。这样做可以凸显此种经验的重要性，帮助人们写出更独特的生活记录。

另外，有些人试图依照自己渴望的故事调整生活和拥抱新知识，但因为在其他人和关系中仍存有旧的、坏的故事或知识而觉得难以调整，此时，治疗师应该鼓励人们通过再叙说来欣赏自己的奋斗史，探索是否可以通过建立情境来发展自己渴望的故事和知识，并让这种故事和知识得以流传下来。

第三章

说故事的治疗

以治疗为目的的写作并不一定要冗长，因为连篇累牍会耗费时间。对那些努力要使自己的生活与关系脱离问题影响的人，即使只是一封简短的信，也可能价值非凡。

我们相信，在人文科学领域（尤其是社会组织方面），逻辑科学思维模式的应用和科学理论的生产永远都应受到严肃的怀疑与挑战。为实践这一信念，把科学主义的思维模式和我们认为适用于诠释人文系统的思维模式做个区分，将会很有帮助。

这种区分是向布鲁纳借用的。他对逻辑科学思维和"叙事"思维的模式进行了区分。

....

两种认知机能的模式、两种思维的模式，各自提供了不同的排列经验顺序和建构现实的方法……好的故事和形式严密的论证不同，两者都可以用来说服世人。但说服的要求存在根本不同：论证以其真实性来说服人，故事则以其生动性来说服人。前者（论证）最终诉诸求证的程序，由此建立形式的、经验的真理。后者（故事）追求的却不是真理，而是生动。（1986：11）

....

所以，依据逻辑科学思维模式的活动和叙事思维模式所推动的活动是截然不同的。建立良好的逻辑论证和形成好故事，两者的标准无法比较。

逻辑科学思维模式涉及程序、成规，以确保其在科学上的正当性。这些程序、成规应用"形式逻辑""严格分析""由合理的假设来引导的实证发现"，而且所产出的结果必须是普遍的，而非特殊的"真理状况"；所产出的理论必须是"可验证的正确"的。这些做法的脉络是直陈事实的语态（indicative mood），因为这种典范的思维模式或逻辑科学思维模式：

....

……意图通过正式、精确的系统来描述和解释概念。它通过分类或概念化，以及建立分类、例证、理想化、建立相关性等操作来建置系统……在粗略的层次上，逻辑科学模式……处理的是一般性成因和因果的确立，并且要求我们运用程序来确认可证实的参考点，检证经验的真实性。它的语言必须符合"一致"与"不矛盾"的规范。（Bruner，1986：12 - 13）

....

另一方面，叙事思维模式的特质在于它是好故事，因为生动而可信。好故事关切的不是为建立抽象或整体理论而遵守程序或成规，好故事关切的是特殊的经验。它的意图并非建立普遍的真理，而是打造时间推移中不同事件的联结。叙事思维模式的导向并非"确知"，而是导向不同的观点。在叙事的世界里，普遍存在的不是直述语态，而是假设语态

(subjunctive mood)。

布鲁纳(1986)探究故事之所以成为好故事的因子，探究具有文学特质的故事所具备的要素，之后提出某些机制。这些机制增加了文本的模糊空间，并征召文本读者"在文本引导之下发展意义"。于是文本成为与真实事件相关的虚拟文本。这种机制是所谓"假设现实"(subjunctivize reality)的机制。他提出了其中三种：

第一，是开动假设(presupposition)，也就是创造晦暗的意义，而非明晰确知的意义。因为明晰的意义限制了读者诠释的自由……第二，我会说是"主观化"(subjectification)，即并非通过看到永恒不变的现实的全知观点，而是通过对故事主角意识的过滤来描述现实……第三，多重观点(multiple perspective)，即不是看到单一意义的世界，而是通过一组棱镜，同时间每个棱镜各自掌握其中一部分来……因此，置身假设模式，就是穿梭于人的各种可能，而不是在"确定"当中。

不同领域的作者也强调"假设现实"对提供脉络以创造转变或新的可能性并发展新意义的重要性。例如，特纳就把假设语态和成年仪式当中的中介阶段或过渡阶段相提并论：

我有时会提到：中介阶段主要存在于文化的假设语态当中，在也许、可能、仿佛、假设、幻想、推测、欲望等语态当中——视认知(cognition)、情感(affect)、意欲(conation)三位一体在当下何者居于主要地位而定。(1986：43)

虽然布鲁纳对叙事的观点与文学性的文本结构有关，但我们相信，人们一般是将自己的经验组成故事以后才能够对生活赋予意义，这些故事塑造了他们的生活与关系。此外，我们同时认为，大部分的对话，包括内在对话，至少都受到了故事基本要件的塑造，所以要有开始、转折以及结束。因此，叙事并不限于文学文本。

我们的生活无止境地与叙事交织，所有的故事包括来自个人所说、来自别人所说、来自梦境的或想象的，全都交织在一起。这一切都会在我们对自己生命经验所叙述的故事中再次发挥作用。我们自己叙述的关于个人的故事是多重片段的、不相连贯的，有时候只是半自觉的，实际上是不受干扰的独白。我们的生活沉浸在叙事中，一再细数与评估自己过去行为的意义，期待未来计划的结果，并将自己置身于几个未完成故事的交叉点上。（Brooks，1984：3）

逻辑科学模式与叙事思维模式的区别

接下来，我们将从不同的角度来讨论逻辑科学模式和叙事思维模式的区别。

··· 经验

逻辑科学模式会抹除个人经验的独特之处，以进行具体的建构、事件分类，建立分类与诊断系统。

相对而言，叙事思维模式却更加重视特殊的生活经验。生活经验是"重要的"考虑所在，生活经验不同面向之间的联结是意义的生产器。

唯有将过去具有类似效力的类似经验（至少是相关经验）累积的结果和现有的主要经验联结起来，我们所谓的"意义"关联结构才能出现。（Turner，1986：36）

··· 时间

逻辑科学模式关切的是自然所衍生的一般性法则，建构适用于所有时空背景、一体适用的"真实"。然而这里面却排除了时间向度。在逻辑科学思维对世界事件的诠释中，时间向度毫无用武之地，所有诠释都必须超越时间的影响，必须"经得起时间的考验"、颠扑不破，才有资格或价值被列为"真实"。

相对地，在叙事思维模式中，时间是关键的向度。在叙事思维模式中，故事依靠揭露时间向度中所发生的事件即依情节安排而存在。在时间中编排线性事件序列，对任何"故事感"（storied sense）的衍生来说都是必要的。故事有开始、有结束，两者之间就是时间的推移。

·······························

暂时性的定义清楚揭示了情节在事件与故事之间的连接功能。故事诞生于事件，而使事件转变为故事的就是情节。所以，情节把我们置于时间与叙事两者的交点上。（Ricoeur，1980：171）

·······························

· · · 语言

逻辑科学模式完全依靠语言的直叙语态来降低复杂度与不确定性。这种做法企图使现实具体化，使人们在所处的环境中得到实质感、具体感与确定感。

建构世界的准则是"前后一致"和"不互相矛盾"，必须以单一意义的文字用法排除不同的意义，并将视量化描述优先于质性描述；此外还要发展专门的术语来降低出现分歧的风险。在此，分歧指的是文字"不止有一种意义"的可能，"文字的意义也许是由独特的脉络决定"的可能。确认意义，目的就是结束"争论"。

相对地，叙事思维模式完全依靠假设语态来创造一个意义隐晦而非明晰可辨的世界。"预设"的启动开启新的可能，安置"多重观点"，使"读者"开始发展独特的意义。这种语言做法使我们重视经验的复杂性和主观性。

叙事思维不强迫人们使用单一意义的文字，它允许分歧的存在，并随时鼓励多重的诠释或解读。由于语言资源的增加，可能的现实范围随之扩大。叙事思维也鼓励人们对事件做平常的、诗意的或生动的描述，而无须使用专门术语。对话不是为了达成特定目标，而是发展探索精神。

• • • 个人主导权（personal agency）

逻辑科学模式呈现的个人性是被动的剧场，受到非人格的力量、驱力、冲击、能量、转移等的驱动，这些都隐藏在它所使用的词汇当中。为了达到探索的目的，它假设某些外在或内在的力量在人身上作用着，也正是这些力量塑造、建构了人们的生活。这种科学探索有时将人贬抑为高级的自动机器。

但叙事思维模式却将人视为自己世界的主角或主动参与者。这个世界是诠释行动的世界，每一次故事的再叙说，都是新故事的世界，人们和他人共同"改写"故事，因而塑造了个人生活与关系的世界。

• • • 观察者的立场

逻辑科学模式为考虑客观性，将观察者从被观察的事物中抽离出来。根据定义，主体是受影响的一方，所以是外在于观察者的"另外一边"。观察者和被观察现象的发生没有瓜葛，主体也不受观察行为的影响。这一切都是为了使观察的立场超越主体。

但叙事思维模式却重新界定了观察者与主体的关系。"观察者"与"主体"两者都被放在待展开的"科学"故事当中，观察者在故事的建构中扮演了"优先作者"（priviledged auther）的角色。

我们在叙事思维模式背景中定位治疗时，认为生活故事是通过"主角的意识过滤"所建构的，因此，代名词"我"（I）和人格化的"你"（you）取代了超越故事的"我们"（we）和主体化的"它"（it）。

• • • 实际做法

在叙事思维模式的背景中，治疗的思维模式如下：

1. 以人们的生活经验为优先；

2. 鼓励人们随时间的推移联系生活经验或将之说成故事，借此体验持续变化的世界；

3. 运用假设语态引发预先假设，建立隐晦的意义，产生多重观点；

4. 鼓励分歧①，运用平常、诗意及图像的语言描绘经验及建构新的故事；

5. 要求人以欣赏与反思的态度去回看自己在诠释行为上的参与；

6. 鼓励人在叙说和再叙说自己的故事时建立"写作"感和"重写"感；

7. 承认故事是一种共同创作，努力制造条件让"主体"成为优先作者；

8. 描述事件时前后一贯地加入"我""你"等代名词。

我们在治疗的脉络下探索叙事法的运用。以下内容反映了对此种故事治疗的探索。

邀请函

邀请函在日常生活中很常见，不需要多做介绍。然而，这种形式在专业人士与人的关系脉络中一定显得"很奇怪"。因为一般的习惯是案主约时间看诊，看诊被分配在某个时段。但是我（戴维·埃普斯顿）却使用邀请函，因为我相信，有些人很不愿意加入治疗，而邀请函可以提高他们的参与意愿。

••• 莎莉②

琼斯太太的先生自杀六个星期以后，她仍在半夜为她 12 岁的外孙寻

---

① 塞沁（Gianfranco Cecchin，1987）在讨论系统治疗时提出了"多重声音"（polyphonic）的取向，并鼓励多重性（multiplicity）。

② 此案例的治疗师是戴维·埃普斯顿和艾琳·斯旺（Eileen Swan），案例发生在奥克兰莱斯利中心。

找庇护所，还在害怕这个孩子会遭到她先生的性侵害（她把外孙当成了女儿）。她的三个女儿莎莉（30 岁）、玛吉（27 岁）和乔安妮（25 岁）都不住在家里。她到医院精神科求诊，在那里得到帮助，逐渐"想起"三十年之久的性虐待梦魇，并厘清了其中的意义。短暂的住院对她很有帮助。

三年前，玛吉和乔安妮谈起父亲对她们的性侵害。随着事情被一件一件地揭露，她们越来越担心乔安妮的两个女儿（分别是 7 岁和 4 岁）会受到侵害。整个家族转诊到莱斯利中心（Leslie Center）评估两个外孙女所受的伤害，重新建构家庭历史。琼斯太太 12 岁大的外孙是莎莉遭父亲强暴怀孕生下的，他已经从那个家里搬出来，被安置在乔安妮家，莎莉长年患有精神疾病，没有办法照顾他。莎莉有时会认为自己是被魔鬼附身了。

我们和琼斯太太、玛吉、乔安妮，以及乔安妮的先生巴瑞会面。莎莉坚决拒绝再去"精神病场所"，所以没有出现。大家对此都很忧心。对我们和她的家人而言，她参与家庭事件的重建尤其是参与她儿子的安置非常重要。她们也认为，必须想办法让这个 12 岁的男孩知道自己的生身父母是谁。本次讨论由艾琳引导，我草拟了下面这封信，一段一段地读给她们听，让她们讨论，获得她们的同意。

亲爱的莎莉：

我们全家都到了莱斯利中心，谈了许多关于你的事，因此决定写这封信给你。对于我们每一个人而言，过去有些事情需要思考、拼凑并找出其中的意义，支持我们分辨正义与非正义的区别、爱与折磨的区别、我们听到的谎言与现在已经明了的真相的区别。玛吉和乔安妮亏欠你最多，我们现在完全明白为了救我们，在某种程度上牺牲了自己。你教我们躲避，教我们保护自己，教我们逃跑。家里发生的迫害，你首当其冲。因为你为我们所做的这一切，我们爱你、尊敬你、钦佩你。现在我们希望能为你做同样的事。

过去没有人相信你，事实上我们也没办法相信自己。三年前，玛吉和乔安妮鼓起勇气告诉对方真相。从那个时候开始，我们的生活开始了与痛苦的衔接过程，但我们扫除了困惑和疯狂的阴霾。

我们姊妹之间存在着爱与了解，希望你也能加入我们。如果没有你，我们的姊妹之情就会有很大的漏洞。过去你给过我们的，现在我们想要回报给你，因为你受的苦最多，受的折磨最深。

我们都受到欺瞒，所以父亲才能一直对我们施加暴力和性侵害。我们都是受害者，但是我们活下来了。下一步就是要为我们自己把事情矫正过来，并且见证男人施加在女人身上的暴力与侵害。我们知道这并不容易，而且需要时间，但我们决心要完成。我们很希望你也可以和我们在一起，因为这样你也将找回自己。

我们的家曾经是"被占领区"，受到过父亲作为迫害者的侵害、恐吓。但现在我们想要、也有能力重新掌握自己，重新掌握自己的身体、尊严与骄傲。要反抗，最好的方法就是全家人一起反抗，因为我们的力气还没有耗竭。过去那段痛苦的时光，大多是你在反抗，或许现在最无力的是你。但是现在我们要把我们的力量给你，因为我们还有足够的力量。因为你，我们才这么坚强，变成坚强的女性。我们亏欠你太多。你孤军奋战太久了。现在我们决定团结起来，一起反抗。

祝好！

最爱你的家人

叙事治疗的力量：故事、知识、权力（全新修订版）

下一次会谈，莎莉来了。她们重读了这封信，我们全都哭成一团。

• • • 哈尔

13 岁的哈尔是毛利族（Maori）男孩，他刚出生就由外祖父母领养了。这种领养在毛利族习俗中是被认可的。外祖父母相继去世后，他的哮喘变得很严重。亲戚把他的生母找来照顾他。由于他一直由外祖父母养育着，生母和他很少接触，觉得自己很不了解他，并且对他而言也没有身为母亲的权威。哈尔在九个月内六次住院，其中两次哮喘发作几乎死亡。他服药的配合度很低，几乎不怎么配合。事实上，每次看诊，哈尔几乎都不讲话。他最近一次的哮喘严重发作是由朋友骑脚踏车送进急诊处的。他的医师认为他活不了多久了，并允许我告知他的家人。哈尔和他的生母在我的工作室里进行了一次会谈。他不肯和我讲话，他的生母觉得很丢脸、很尴尬。接下来的几次会谈，虽然我打了几次电话，但是他的生母都没有来。

于是我写了一封信给他母亲：

　　我想和你及所有关心哈尔的人（即使哈尔并不在乎自己的身体）见面，而不是只能参加他的 tangi（毛利语"丧礼"），站在他尸体旁边悲伤不已。

　　我很担心。如果你不来，也请拨个电话过来，告诉我，你认为我已经尽力阻止了他的死亡。

　　祝好！

戴维·埃普斯顿

　　几天之后，她打电话来约诊。我坚持要她把哈尔更多的家族成员带来，至少要二十个人，否则我就不加入。在这种危机情况下，这个要求符合毛利族的文化。这一次会面，大家都同意"这个孩子不关心自己，所以会死"的看法。哈尔如往常一样，不理会家里进进出出的人。自从他外祖母去世以后，他一直没上学。家人对他该住在哪里及由谁照顾等争论不断。后来大家同意，虽然他的生母不是很了解他，不过他应该和生母住在一起。每个人都很担心他的生母管不了他，因为外祖父母以前太溺爱他了。他们决定，由一个叔叔照管他上学。几个姑姑发现，他不会为外祖父母的过世而伤心。他们说："他的感情已经在心里发酵了。"他们说自己会在哈尔在场时拿他外祖父母的照片出来看，回忆老人家，咀嚼悲伤。他的生母获准想办法恢复身为母亲的管教角色，只要有需要，她可以找任何亲戚帮忙。哈尔的堂兄弟姊妹都同意，如果他不上学，就不让他陪他们"上街"。

　　这一次会谈结束后的一年之内，哈尔只住了一天院。接下来的五年，他每一年平均只有两天在住院。

● ● ● 史密斯太太[①]

　　史密斯太太 2 月上旬打电话到中心，请求我们帮助他们一家人。她很担心她的长女贞（15 岁半）。她说贞的自我形象很差，常与母亲发生冲突并欺负其他家人，又不上学。我们约好六周以后进行会谈。在这期间，我们

---

　　① 此案例的作者为莱斯利中心的治疗师玛丽·安德伍德（Mary Underwood）与戴维·埃普斯顿。

只知道他们是双亲家庭，有两个女儿，另一个 9 岁。

会谈当天，他们没有准时到来。十五分钟以后，史密斯太太打电话过来说，她感到绝望。贞不肯来，她们吵了一架。在进一步的追问下我们得知，贞之所以不肯离家外出，是因为长了一脸痘痘。后来我们同意两星期内再进行会谈，贞来不来都没有关系。然后我们写了一封信给贞。

························

亲爱的贞：

我写这封信是因为上周三下午五点我们没有碰到面。

我叫玛丽，在莱斯利中心工作已经有四年了。我有一个女儿，差不多和你一样大。

你母亲打电话给我说你们不来了，你因为长痘痘而苦恼。我了解你的感受，因为有时候我自己脸上和脖子上也会长红斑。

我连你长什么样子都不知道，要写信给你真不容易。如果你寄照片给我，我也会寄照片给你。

你们家里显然有些问题。这个年代，成长真不容易，我相信现在比以前更难。

听起来你好像有时候不喜欢上学，生活也过得不怎么如意。不管是谁，碰到这种情形都会难过的。

下次和你父母会面时，我想可能你又会长痘痘。我了解在自己不是最好的状态时见人是什么滋味，我也常常这样。所以如果你不想来面对自己的未来，我想我可以了解。

但是，另一方面，如果只在你背后和你父母讨论你，我会觉得不舒服。

考虑过这种两难之后，我有些想法，不知道你觉得怎么样：

（1）你能不能找个朋友代替你来，她就像是你的律师，站在你的立场，为你发言？

（2）如果这个想法不好，让你的父母找一个他们的朋友代表你，如何？

（3）如果这个想法也不好，那么你父母来这里，你在家里等我们的电话，如何？如果我认为你父母已经忘记在你的年纪自己是什么样子，我就打电话给你，了解你在那种情形下是什么感觉。

听起来你父母非常担心你。

如果你愿意给你父母看这封信，也没有问题，但是我建议不要。

我将在 4 月 3 日星期三下午五点半和你父母会面。我想你也许会来，也许不会，也许你想尝试以上我提出的想法。我想一切都要由你决定。

祝好！

玛丽

....

后来他们全家人都来了。贞很热烈地参与讨论。我们与他们全家做了两次会谈，与她的父母做了两次会谈。

初步接触的一年后，当我们再做追踪调查时发现，贞能按时上学了，还和男朋友外出约会，并能遵守父母的规定。关于他们之间的冲突……他们现在都说"已经没有那种事了"，都"很正常"。

辞退信

我（戴维·埃普斯顿）写过很多信替很多人辞退了"父母看管者""父母的婚姻顾问""兄弟的父亲"等这类角色。以下是几个实例。

••• 夏绿蒂与丹尼

夏绿蒂吸食海洛因已有九年的时间，现在希望自己能够好好重新做她 12 岁儿子丹尼的母亲。这在她和丹尼之间造成了很大的困扰。她急着要做他的母亲，他也坚持非要继续当她的"父亲"不可。于是我们要求她给丹尼写一封辞退信，因为她已经不需要他的"父爱"了。她在下一次会谈中才读出来给他听。丹尼听到她要求他们互换角色时流下了眼泪。

....

亲爱的丹尼：

我写这封信给你，是要谢谢你这八年来做的事情，包括在我生病时照顾我和你妹妹。现在想起来，尽管我一直很自私，你却从来不埋怨我。每次我失败了，你就变成母亲、父亲、家庭主妇、厨师、洗衣妇。

为了让我们活下去，你牺牲了你的童年。

在我懦弱的时候，你很坚强。你这么小就要学习面对悲伤与痛苦，而我学到的却是扼杀与埋葬你的童年。

你做得非常了不起，这么多年来，是你在帮助我，却不求回报。你面对我，让我看清并质疑自己对我们所做的事情。

我生病时，你照顾我；我灰心时，你鼓励我。你从来不放弃"职守"。我一看不清方向，你就来带路。

但是现在我痊愈了，为了感谢你为我做的一切，只有一个办法，那就是让我担负起你以前为我担负的角色。

感谢你做我的顾问。如果我以最高的敬意解除你多年来的"职务"，请你快乐地接受。

● ● ● 玛丽与汤姆

玛丽（24岁）和弟弟汤姆（16岁）陷入一场权力斗争中。玛丽觉得自己应该对汤姆有权威，汤姆却觉得只有他自己对自己有权威。我们第二次会谈做的就是协助汤姆写辞退信。

我，汤姆·琼斯，将我的姐姐玛丽解雇，让她不再做我的"母亲"。我还小的时候，这或许有必要，但现在不一样了。我知道你一直关心我的前途。你因为关心我太久了，所以你觉得必须为我负责，一旦你没管教我，就觉得内疚。我小时候需要照顾，所以你扮演了这样的角色。你真的很尽职尽责，但是现在你应该退后一步，让我学会独立。我不想继续做你的傀儡了，我们两个人都必须改变一些过去的习惯。

我已经决定反抗暴力。母亲同意，如果我再打你，她就要指控我"攻击"。除非习惯姐弟平等，否则我们还是会吵架，我们两个人都想赢。现在我建议，我们暂时把这些争议放在一边，这样我们才会习惯一半时间赢、一半时间输，也才会平等。我现在不需要证明你不比我优越，我不比你差了。我们是平等的；因为平等，我们才有机会成为姐弟，而不是"母子"。

我感谢你小时候为我所做的一切。你对我的照顾可以让你练习成为一名优秀的护士。

签名：＿＿＿＿＿＿＿＿＿

日期：1986 年＿＿＿月＿＿＿日

见证人（母亲）：＿＿＿＿＿＿＿＿＿

....

玛丽考虑以后，决定辞职。

....

我，玛丽·琼斯，多年来在我弟弟需要时一直照顾他。现在他长大了，需要我少管他一点儿，只是我仍然担心他。我相信，因为他对我的暴力，他更需要我的管教。我差点儿把姐弟之情变成了一种束缚。我弟弟希望我不要再像"母亲"一样，要我改变过去的那些习惯，因为他不愿做我的傀儡，要我给他机会自己站起来。他和母亲都说，有没有通过毕业考是他的事，不是我的问题。母亲和他向我保证，他一定可以照顾好自己，创造自己的前程。

母亲和他都要求我为自己想就好，不要为别人想。他们不希望我变成无私、尽责的女儿。母亲虽然没有独立生活过，却建议我走自己的道路，免得蹉跎人生。

就算当个负责任的奴隶，依然是个奴隶，不管你怎么想。

我知道要从这种角色中退出并不容易，因为我一直都在扮演这种角色。

以后的四个月里，我将慢慢退出。我知道这期间我将会在责任与完整的自己之间徘徊。责任一拉扯我，我就会认为这个"完整的自己"是自私的，然后觉得有罪恶感。戴维·埃普斯顿建议我不要和它正面冲突，而是采取从旁观察它的方式。他建议我不要开战，可以展开侦查收集信息。现在我只能赢不能输。

我知道戴维·埃普斯顿全然相信我已经做了所有好父母都会做的事，现在该是让汤姆毕业的时候了。我也知道戴维·埃普斯顿希望这封信能够对我造成冲击，读前面那一封信时或许还不可能如此。我怀疑他认为我潜意识里以选择接受护理训练来延续关爱别人的生活方式，我甚至已经超越我那些已接受多年训练的同事非常多了。

退出之后，我弟弟和我将有机会建立姐弟关系。但是要怎么进行，目前还言之过早。我必须谨慎，因为他会试着从我做他的"母亲"中得到好处，却又不愿我成为他的"母亲"。

签名：_____

日期：1986 年____月____日

见证人（母亲）：_____

⋯⋯⋯⋯⋯⋯⋯⋯⋯⋯⋯⋯⋯⋯⋯⋯⋯⋯⋯⋯

一年后，我和玛丽再次碰面。我们谈到这两封信，她告诉我一件最近发生的事：

⋯⋯⋯⋯⋯⋯⋯⋯⋯⋯⋯⋯⋯⋯⋯⋯⋯⋯⋯⋯

有一次我坐在海边，拿出这封信（她的辞职信）来看。再读之下，我不再流泪了。之前我得知他又失去工作，我伤害自己，在浴室里用头撞墙，因为悲伤，因为不知道如何是好⋯⋯我让自己很痛苦。妈妈和妹妹说她们要痛骂他一顿。母亲已经开始胃痛了。我走到海边坐了很久，然后拿出那封信来看，才发现自己竟然觉得要为此负责，这真的很荒谬⋯⋯那其实只是我的反应。我不哭了，因为我已经感觉比较舒坦了。我继续看信上到底说了什么，我不需要对汤姆负责。这封信已经达到了它的目的，我可以把它从心里放下，然后忘记。

⋯⋯⋯⋯⋯⋯⋯⋯⋯⋯⋯⋯⋯⋯⋯⋯⋯⋯⋯⋯

预测信

我（戴维·埃普斯顿）在治疗结束时，常常请来访者[①]允许我预测他的

① 【编者注】根据黄素菲博士的《叙事治疗的精神与实践》（2018，心灵工坊），叙事治疗领域的作者在行文时经常使用"前来拜访我的人"（the person who come to visit me）来称呼一般称之为案主/当事人的人，故该书将前来咨询者称为"来访者"。在本书中，若是在叙事治疗的语境和文脉中，也采用"来访者"的用法，但若在论及主流论述或其他治疗典范的脉络下，则维持"案主"或"当事人"的称呼。

生活、关系或家庭的未来。我常以六个月为时间架构，这个时间架构是"不久的将来"。我在信中写下预测、封缄，然后标上"私人秘密信件"，并且标明"请于××时（六个月之内的某一天）拆阅"。我有两个意图：

1. 这种预测提出了为期六个月的追踪／检查，我认为这对个人／家庭与治疗师来说都是很有意思的练习；

2. 因为我怀疑大部分人不会等到时间了才拆阅，所以我估计信中的预测会产生"预言"作用，之后也许真的会实现。

● ● ● 艾丽丝

16 岁的艾丽丝被母亲送到我这里，因为她不愿工作，又和飙车族一起犯罪，身上的刺青越来越多。

她在学校里的功课一直不好，而且"很笨"。后来上特殊学校，在那里学到了"街头智慧"，找到了自我感。我们总共会谈了五次，她很认真地谈论了关于自己的事，最后决定回去上夜校。她母亲因此不再那么担心她，让注意力再次回到了自己的生活中。以下是我写给艾丽丝的预测信。

以下是对艾丽丝·布朗不久的将来做的预测。她可以从今年（1988年）6 月 15 日算起的六个月内或之后的任何一天，阅读这封预测信的内容。

我的预测如下：艾丽丝在未来的六个月会继续朝着目前的新方向前进。她会越来越不愿意假装自己不够聪明，越来越接受自己的聪明，从而接受自己。在某种程度上，这几年来她一再遵循一些无益的"老师"所说的谎言生活，但是真相已经显现。她发现，关于她自己和能力的真相要比人家告诉她的谎言更值得信任。她的这种体验很有说服力。到达这种状态之前，会经历过渡期，像是丑小鸭变天鹅一般。生活中会有些人要她保持以前的生活方式。她和这些人之间也许会发生争执。一旦挣脱阴影，她在生活中会有坚强的表现，不再依赖他人。她将能够欣赏自己，不再需要依赖他人的肯定。她将能为自己的成就感到自豪，也同时能欣赏他人的成就。在这六个月即将结束时，她将会放弃"自己很笨"的想法，放弃长久以来感受到的不公不义。

　　我，戴维·埃普斯顿，1987 年 12 月 15 日在新西兰奥克兰市所做的预言。

签名：戴维·埃普斯顿

．．．．．．．．．．．．．．．．．．．．．

转介回信

● ● ● 雷尼

　　12 岁的雷尼由他的家庭医生转介给我，医生写了一封一页的转介信，他母亲则写了一封九页的信给我。他母亲一直觉得他"很会自寻烦恼，好像他祖母一样"。六个月之前，他读了一本介绍艾滋病的小册子以后开始认为自己长青春痘是一种恶兆，渐渐不再和别人交往，不和朋友一起去运动，对以前喜欢的东西失去了兴趣，没有胃口，不要父母买衣服给他，一直要求他们把钱省下来当作他的丧葬费。每个人都想帮忙，都想给他讲道理，但都没有任何效果。

　　我们会谈过一次之后，他很勇敢地找他的家庭医生验血，也相信验血的结果——阴性反应。他以前绝对不肯通过验血来厘清问题，因为他认为没有人会告诉他坏消息。一个月以后，大家都认为他已经"变成另一个人"了，唯独他自己不以为然。他不这么乐观，只承认自己的确已经"振奋"起来。在隔次的会谈当中，我们要他申请加入澳大利亚降魔收惊协会（Monster-Tamers and Fear-Catching Association of Australia），为了使他恢复勇气而一起写了一封信：

．．．．．．．．．．．．．．．．．．．．．

亲爱的布朗医生：

转：雷尼，12 岁

　　我和雷尼及他的家人已经会谈了三次：1988 年 12 月 3 日、1988 年 12

月 21 日及 1989 年 2 月 2 日，以下是我们的摘要报告：

雷尼开始相信自己，不再相信那些恐惧。他现在已经不再是受恐惧驱使的人，而能将恐惧赶出生活之外。珊德拉（雷尼的母亲）说："他对自己的生活不再有六个月之前的那种忧虑。"她还说："以前父母常说他是个非常棒的人，现在他已经证明自己的确是这样的人。"他对这句话的回答是："我比以前更棒。"他已经有过几次勇敢的胜利，包括晚上单独上厕所，转到新学校的第一天就交到了新朋友，还有克服恐惧去冲浪等。我们都认为他已经恢复勇气，所以我提名他加入澳大利亚降魔收惊协会。如果申请被通过的话，他就可以帮助其他饱受恐惧困扰的朋友了。每个人都同意幸福重回詹姆斯的家，挫折和担忧已经一扫而空。雷尼自己说，他克服恐惧的主要技巧就是"面对恐惧，不要逃避"，令他惊讶的是，这么做之后，恐惧就真的远离了他。

非常感谢你把这位优秀的青年转介过来，和他及他的家人会面非常愉快。

祝好！

戴维·埃普斯顿

副本：詹姆斯家人

推荐信

• • • 山姆和苏珊

山姆和苏珊育有一对双胞胎艾琳和理查德，这两个孩子今年 12 岁。他们来找我（戴维·埃普斯顿）咨询，是因为担心理查德没有艾琳那么热爱生活。艾琳很投入，常常有社交生活，理查德却只有两三个朋友，而且总是在他的卧室里聚会。他们现在已经把他的卧室变成了工程实验室，整天在那里讨论，有时计划发明，有时则做模型。理查德很欣赏姐姐艾琳的社交能力，但是他自己只想研究工程技术，也想在上大学时念工程专业。

山姆和苏珊都很欣赏艾琳的社交能力。我们后来发现，他们两人都曾有过自己口中"孤独而不快乐的童年"。他们在很多方面都很有成就，却仍觉得自己一事无成。在我的观察中，他们关心的不只是补偿彼此匮乏的童年而已。我说出他们建构的关系（而不是他们的原生家庭）是这么一回事时，他们都吓了一跳。理查德根本不认为自己"孤独而不快乐"，也没有重复父母童年的经验。他趁机说："只有精神科医师给他们写一封信，他们才会相信我。"我问他："理查德，你认为我写一封信够了吗？"艾琳和理查德都认为可以。经过进一步的讨论，我们都同意写一封"推荐信"。

....

敬启者：

山姆和苏珊·马丁在笔者的眼中是很好、很关心孩子的父母。他们在以下各方面令人印象深刻：

（1）他们和很多父母不同。他们鼓励孩子有自己的看法、发展自己的人生方向，并且尊重彼此的才能与喜好。他们建立的家庭使孩子得到欣赏，并且也使孩子能够因此欣赏自己。艾琳和理查德已经能够自我管理，知道自己能做什么了。

（2）对双胞胎姐弟，山姆和苏珊设法使他们各自发展，让他们欣赏彼此的差异，不羡慕，不忌妒。艾琳发展了自己的社交技巧，理查德则很有建设性和想象力。

（3）他们对孩子的教养使孩子遭遇问题时选择面对而非退缩。笔者发现理查德和艾琳都是很有创造力的问题解决者。

（4）有时艾琳和理查德会争吵得很厉害，然后他们会要求父母调解。笔者认为这没有必要，因而建议双胞胎姐弟自己想办法解决，而山姆和苏珊以后可以拒绝孩子的这种要求。

他们是很关心孩子的父母，很希望孩子拥有他们童年时所缺乏的东西。据笔者所知，他们事业成功，面对童年的不幸，他们已经做得很好了。他们只需要了解自己无须成为完美的父母，艾琳和理查德就比较能够接受自己的缺点。无论如何，没有人是完美的，人也不需要完美。

和这对见闻广博、细心、关心孩子的父母会谈，讨论为人父母之道，真是愉快。如果每个小孩都能有这样的父母，很多与童年、青春期相关的"疾病"就不会存在了。

祝好！

戴维·埃普斯顿

附言：这一封推荐信的有效期至 1987 年 9 月 22 日（为期一年）。如有需要，到期后可以更新。

·······························

后来山姆和苏珊并没有要求更新。

• • • 福瑞迪

我（迈克尔·怀特）第一眼看到福瑞迪的时候，就知道他很顽皮。他和家人一走进来就带着古灵精怪的笑容，眼睛转来转去到处瞄。即使坐着都保持警戒，好像随时可以行动一般。

他母亲珍已经技穷，完全无法管教福瑞迪。他常惹麻烦：打破别人的车窗偷香烟，快要被学校开除；恐吓邻居，弄得别人不得不搬家；最近又被逮到贩毒，完全不和家人合作。他只有 10 岁，为什么会这样？怎么办？

我问他的家人，他的顽皮对他们的生活和关系有什么影响，再问他们自己对他的"顽皮"的影响。他们虽然都同意福瑞迪一天到晚在搞怪，可是他也曾经有几次可以克制自己。这个事实吸引了福瑞迪的注意，他想扩大这种影响力。他计划"釜底抽薪"。他的家人也对这个想法很有兴趣，于是大家开始讨论，计划恢复正常的生活与关系。

再次回到会谈室时，我对福瑞迪成功克服顽皮后的转变之大很是吃惊。那时戴维·埃普斯顿恰好在我这里，他也吓了一跳。其他人对福瑞迪能够成功逃离顽皮的消息有着什么样的反应？我们发现，凡是目睹这种转变的人都非常惊讶。有些人难以置信，还是把他当以前那个人看待。当福瑞迪绘声绘色地描述了他成功克服顽皮的细节之后，戴维和我谈到如何帮助福瑞迪向不相信他的人介绍他的新形象，鼓励他们重新看待福瑞迪。戴维提议说"致所有关心的人"信函可能有效。福瑞迪很赞同这个想法，他把这封信复印了 20 份寄给他选出来的人。

·····························

敬启者：

各位都知道，福瑞迪有一阵子常常搞恶作剧。他的恶作剧有下列几种：

（1）不听话、不合作；

（2）偷窃；

（3）抽烟；

（4）说谎；

（5）恐吓邻居；

（6）不专心；

（7）不做功课。

我们 7 月 22 日进行了会谈，一周以后再次会谈时，福瑞迪决定放弃自己恶作剧的生活方式。我必须承认，自己在听到他这么说时感到很惊讶，相信你们一定也一样。所以我仔细地询问了他、他的母亲、他的兄弟，了解是否有什么证据可以支持他所描述的转变。我发现他：

（1）改变了自己的感受方式，因而对别人比较敏感，特别是他发现自己有照顾别人的能力时；

（2）已经戒烟；

（3）不再偷窃；

（4）不再恐吓邻居；

（5）愿意与人合作；

（6）不再说谎；

（7）以良好的态度看待学校作业。

当然，现在说他摆脱顽皮的生活方式完全康复还言之过早，但是我给他和他的家人提出了以下建议：

（1）虽然福瑞迪的朋友或反对者们都难以相信他的确做出改变，还是把他当以前的那个他来看待，但他已经开始追求新的方向；

（2）他母亲和兄弟一直持续关注他朝这个方向努力的证据；

（3）福瑞迪应该把这封信寄给在他的生活中很重要的人，让他们不再惊讶于他的改变，不再认为他继续过着以前的生活。

当然，我不能保证他的新生活会一直持续下去。这取决于他自己。

祝好！

迈克尔·怀特

．．．．．．．．．．．．．．．．．．．．．．．．．．

几个月之后，有一天我和我女儿潘妮去溜冰场溜直排轮。我一直溜不好，很沮丧，坐在场边休息。突然一个人从我身边近距离地冲过去，把我吓了一跳。我还没有恢复镇静，他又滑了过来，这次他拍了我一下。那一天在溜冰场上，我是年龄最大的一个，其他人一般都20岁以下，所以我很醒目。第三次我已经准备好了，他一过来，我就去抓他，结果差一点儿翻倒在地，他把我扶起来，盯着我看，然后说："是我，顽皮！"我这才认出来他来，喊道："福瑞迪！"

我们聊得很开心。他说他刚刚只是要"捉弄我"，假装捣蛋。我心里想，感谢老天，我碰到的不是真实情况！后来他的母亲证实他已经不再一天到晚惹麻烦了。现在回想起来，这一次无意间的碰面真是奇妙，只希望下一次他可以考虑一下我的年纪！

特殊场合的信件

雷

十一个月以前，我（戴维·埃普斯顿）认识了15岁的雷。他的家人遭遇了一场车祸。这场车祸夺走了他亲爱的两个哥哥——布莱恩（19岁）和凯瑞（17岁）——的生命。他的家人住在乡下，他自己则在奥克兰的一所中学上学，和以前的邻居同住，他们情同家人。两个哥哥的坟墓修建好后，雷越来越消沉。他城里的"家人"和乡下的家人都非常关心他，就向他们的家庭医师求助。于是家庭医师把他转介过来。以下这封信说明了我们第一次会面的情形。

亲爱的雷：

你挚爱的两个哥哥凯瑞与布莱恩的过世，一定让你十分震惊、哀伤。也难怪最近你才从震惊当中恢复过来，开始经历悲伤。这一点你不用担心，因为两个哥哥的过世，你当然会哀伤又愤怒。但是，请你记住一项悲伤法则："外面哭，心里就不哭了；只在内心流泪，会有溺死你的力量。"我能想象你想哭，你现在也知道那是正常的。如果你不想哭，那可能表示你的哥哥们对你而言不代表什么。但我知道事实并非如此。如果你需要平静下来，会发现你有很多人可以依靠：你的母亲、布莱尔太太、安杰拉、夏恩等。他们每一个人都有帮助你的方法：你母亲和布莱尔太太"带着爱和你谈话"，安杰拉懂得"替你打气"，夏恩和你"聊大家（包括凯瑞和布莱恩）以前在一起常做的事"。

现在你已经从震惊中恢复过来，也许已准备好要思考怎样好好记住你的两个哥哥了。我还记得你告诉过我，布莱恩希望你坚强起来，因为坚强会使你幸福。我想，布莱恩指的应该是人格的坚强，而不是身体的坚强。他很有爱心，也很爱护你，也许是因为你是最小的弟弟，而他是很有责任感的大哥。就像你说的，"他为大家树立了榜样"。他又是很优秀的运动员，他对板球和橄榄球都很在行。然而，纯粹做个"大哥"，或许已是他短暂一生中的最大成就。凯瑞也有很多优点。他教你喜欢自己，好好努力。教你喜欢自己或许是他短暂一生中的最大成就。你说，你"可以照他们会高兴的方式继续成长"，借此纪念他们。雷，我想这对你来说应该不会很难。

距离你哥哥们的葬礼还有一个月。这是一个特别的时刻，让我们放下悲痛与哀伤，也让我们思考如何才能好好地纪念他们。我建议这个月之内我们见一次面，好好谈谈。

雷，我希望你了解，虽然你的生命遭受了这么大的失落，让我惊讶的是，你这个年轻人几乎已经做到了你两个哥哥所期望的一切。

谨致诚挚的问候！

戴维·埃普斯顿

我们见面时，雷承认自己对即将到来的葬礼很不安。除此之外，他告诉我说："我知道自己已经好一些了……以前我认为会一直这样下去……现在我觉得自己很坚强……我已经不再这么苦恼……完全不苦恼……只有一次。"我们同意由我为他准备一封信，让他在葬礼上读出来，这将会使他安心。

....

亲爱的雷：

　　这是你想在复活节的葬礼上"读"给布莱恩和凯瑞听的信。你想向自己和他们保证你会一直记住他们。

　　　　..

亲爱的哥哥们：

　　我会一直记住你们，方式就是不辜负你们对我的期望。打板球的时候，我非常努力，也很喜欢。我把你们的"布莱恩暨凯瑞纪念奖杯"献给了学校，而且我最近和马修赢得了双人赛，所以我们的名字已经和你们并列在一起了。虽然不被看好，可是我们将进入排名第五或第六。布莱恩，我和你一样，在二年级就成为奥克兰代表队的主力了。我要你知道，板球既是我的成就，也是我的爱好。这也是你所希望看到的。到目前为止，我知道你会为我感到高兴。我还想告诉你我在课业上的好成绩。虽然爸妈已经分开了，但是我和他们的关系很亲密。他们还是好朋友。因为我一直想念着你们，所以我的成长超过了这个阶段应有的发展。我要你们知道，我一直都是你们的朋友。我也知道，如果我自己交了别的朋友，你们不会介意的。我知道你们希望我常和女孩子出去玩，也希望我能够遇到对我像我对她一样好的女孩。凯瑞，我会听从你的忠告："不要伤害她的感情""不要厚脸皮""不要惹麻烦""不要勉强自己做自己不想做的事"。

　　我会继续求学，希望日后做一些需要专业能力的工作，如会计。我的会计专业知识学得很好，事实上，那是我去年成绩最好的一科。我知道，我以努力完成你们的期待来纪念你们，你们一定会感到高兴。这并不代表我不会想念你们。有时候我心里充满了难过和悲伤，因为我非常想念你们。

　　　　..

　　雷，我很高兴听到你说你已经好一些了。我知道你的情绪不会一直这样下去，也知道这会使你更加坚强。因为这样，你的苦恼不会超出你可以承受的程度。

　　　　　　　　　　　　　　　　　　　　　　　　　戴维·埃普斯顿

....

后来雷打电话来说葬礼使他安心不少。他觉得很好，已经不需要"平静下来"。他母亲和布莱尔太太都同意雷的描述。

••• 茱丽

26岁的茱丽离开她的先生后不久，就受到他酗酒后的强暴、殴打及要杀害她的威胁。她提出控告，要求赔偿，设法让自己安全。但是，她发现所有的亲友都对她"施加压力"，她觉得自己快要疯了。大部分忠告都是不请自来且相互矛盾的："你必须给他机会"与"你必须让他去坐牢"。最糟糕的是，她觉得自己再也无法忍受这种混乱了。

经过她的同意，我写了以下这封致相关者的信。

敬启者：

茱丽现在正遭受着生命的威胁、身体的攻击和强暴。人们在身体和心灵受到这种屈辱后，产生的症状叫作"创伤后压力症候群"（post-traumatic stress disorder）。这和很多士兵受伤以后的经历是一样的。当时的痛苦虽然已经终止，伤痛本身却并未消失。暴力行为的受害者，即使瘀血消失、伤口结疤，痛苦还是会持续很久。他们的内心很痛苦，尤其是在晚上，那种暴力攻击总是会出现在噩梦中。白天，他们会充满恐惧，很难不去想那些事。他们心里会一次又一次地经历殴打和强暴。

对各位而言，茱丽也许还是以前的茱丽。不幸的是，她并不是。就算你问她，她都很难说出每天尤其是晚上所经历的痛苦与恐怖。你会发现她常常不知道在想什么，好像没有和你在一起。我相信现在各位已经能够了解她所受到的伤害了。然而，各位或许会认为自己应该给她建议、为她做决定。我呼吁各位慎重思考。要帮助她，最好的方法就是不要替她做决定或强迫她做一些她没有时间、没力气充分思考的事情，这会给她造成更大的压力。已经有太多人在强迫她违背自己的意志了。现在的她非常脆弱，没办法反抗别人强加在她身上的意见。

如果你想帮助她，就给她时间和空间，让她痊愈，让她的心不再恐惧，晚上不再做噩梦。如果你觉得非给她建议不可，请先得到她的允许。她已经受尽折磨，请让她掌控自己的生活。你能做的，就是问她怎样帮助她，不要自己决定。请帮助她重新掌握自己的生活，重新掌握没有恐惧和噩梦的生活。

希望大家知道，受害者周遭的人对待暴力和强暴受害者的反应会在他们痊愈的过程中扮演重要的角色。

谢谢各位对这封信的"倾听"。

....

茱丽把这封信寄给了几个人，后来发现她受到的帮助都是她所需要的。

短　笺

以治疗为目的的写作并不一定要长篇大论。对努力要使自己的生活与关系脱离问题影响的人，一封简短的信件可能价值非凡。收到我的短笺的人，大部分在社会上很孤独。他们很难了解自己有什么地位，觉得自己的存在很渺小，渺小到岌岌可危。当然，别人也很少承认他们作为一个人的价值。对于这些人而言，光是收到一封指名寄送的信件，就足以表示有人承认他们存在于这个世界了。我知道有些人因为收到这样的信而觉得强化了自己的存在感，有时候会把这些信带在身边。有时原信破损不堪，他们还会要求我重新寄一封给他们。

这没有什么好奇怪的。某种程度上，信件可以帮助我们达到这个目的。大部分人外出一天以后，回到家做的第一件事是什么？看信箱。如果离家好几天，他们会觉得很迫切需要收信，收信以后才有心做别的事。这可以说是一种仪式，人们通过这种仪式让自己联结或重新进入熟悉的世界。以下几封短笺的标题各自反映了不同的主题。读者会发现有许多重叠之处。很多信都可以放在这些标题之下。

以下是部分实例，帮助我们了解如何利用不同形式的叙事法来支持人们重新改写生活与关系。这并不表示只有这些主题才能够运用文本类比和福柯的"权力／知识分析"。

••• 会谈后的想法

有时候，最有趣的想法和重要的问话是在会谈结束以后我才想到的。我访问之后发现，这是很多治疗师共同的遗憾。当然，我们并不清楚这些问话对来访者而言是否一样重要。然而从我收到的反馈来看，许多人的确觉得这些问话将对下一次会谈很有帮助。

以下是几个实例。

....

亲爱的玛丽安、凯丝、米歇尔、史蒂芬：

谈话结束后，我想到如何支持你们脱离孤立。我决定采取行动，所以我现在写信询问你们如何执行计划，我很感兴趣，期待在下次的会谈中了解一下，你们不需要回信。

迈克尔·怀特

亲爱的瑞克与海丽叶：

我相信你们知道最好的想法总是事后出现，所以你们不会惊讶我常常在会谈结束之后才想到重要的问话。我有时候苦恼这种问话为什么不能早点儿出现。

无论如何，我想要和你们分享上次你们离开之后我所想到的一些重要的问话：

瑞克，你为什么拒绝海伦（瑞克和海丽叶正值青春期的女儿）邀请你为她解释？你认为这会对她邀请自己为自己解释带来什么影响？你觉得这能帮她更讲道理吗？

海丽叶，你为什么拒绝海伦邀请你让她可以依赖你？你认为这会对她邀请自己依靠自己带来什么影响？你觉得这能够帮她照顾自己吗？

这种脆弱减轻以后，对海伦想要独立的期待，反映出哪些你们所重视的价值？还有，上次会面之后，你们有什么想法吗？

迈克尔·怀特

亲爱的丹尼（他刚挣脱长期的食欲不振）：

你离开这里之后，我发现自己很渴望知道你到底是怎么做到的，你之前做过训练吗？开始写这一封信以后，我更想知道了。事实上我想知道，不，是非常想知道。如果你想到有什么事是我可以告诉你的，也许可以记得下次会面时告诉我。这会对我很有帮助。

迈克尔·怀特

亲爱的隽恩和彼德：

我刚刚和一对夫妻见完面，想起你们。事实上，我向他们提出的问话和问你们的一样。希望你们不介意我问这个问题：关于你们的身体亲密关系，你们觉得有哪一方面和《海蒂报告》（*Hite Report*）不一样？你们敢不敢承认？我刚刚见的这对夫妻说他们不知道答案。他们要求我给他们一些建议。但是我说，我不知道他们会有什么答案。你们知道自己的答案吗？如果知道，你们能接受吗？

迈克尔·怀特

••• 治疗师需要帮助

当来访者的生活与关系的发展和治疗师的信念出现抵触时，治疗师会不知如何是好。这时候寻求帮助是很合理的。

以下几封信说明了治疗师对来访者的生活与关系事件信息的求助，其中明言自己希望赶上寻求治疗的人的发展，以使自己在治疗中有个立足点。

亲爱的艾德丝、特拉维斯、达伦、贾尼丝：

听我说，我不相信自己已经完全了解你们采取了什么步骤让关系脱离了争吵的状况。我觉得自己已经落后了，希望你们能够帮助我赶上你们。

争吵使你们每个人都只能坐在乘客的座位上。厌烦销蚀了你们的关系。但是现在，你们开始坐上驾驶座，朝着风景明丽的公路开去。其中的变化机制，如果你们能够告诉我一点儿，我将非常感激。

谢谢！

迈克尔·怀特

亲爱的葛瑞丝与艾伦：

由于这次冲突的影响，我自己在某种程度上盲目了，最近的几个事件让我失去了平衡。你们的关系是这次冲突的受害者，可是你们现在已经不再任由它摆布。以前它让你们重蹈覆辙，一次次陷入过去的模式当中，但是现在你们已经开始主导、开始冒险。这很适合你们的关系。

你们是否已经准备好检视这次关系的转变了？可否告诉我一些细节，帮助我走出这次笼罩在治疗上的冲突阴影？

祝好！

迈克尔·怀特

···

叙事治疗的力量：故事、知识、权力（全新修订版）

··· 缺席

有时候，家人最关心的成员反而并未参与治疗。这时候，治疗师不一定要和他接触，因为其他家庭成员或许就可以探索出方法，探索出令问题存在的必要条件，探索出通过合作就能消除问题的方法。

然而，有时候，这些缺席的成员会发现问题已经对他们的生活造成了高度影响，使他们产生个人失败感。这时，写信促使他们依照"特殊意义经验"发展意义就很有帮助。

···

亲爱的盖瑞（盖瑞已经解除选择性缄默和拒绝上学症状）：

今天我和你妈妈还有简金斯太太碰面了。他们告诉我，你已经和不安全感分道扬镳。我没想到会这么快，所以我想，我最好确认一下以下各点：

1. 你真的已经交了三个新朋友吗？

2. 你现在真的比较快乐了吗？

3. 你现在对事情都可以有自己的主张，不需要别人替你思考吗？

4. 你现在已经能够自主地和别人交谈，不需要别人为你说话吗？

如果答案都是肯定的话，你的秘诀是什么？我说过，我觉得不安全感或许会再度压过你，但是你妈妈和简金斯太太都说，如果真是这样，你一定会反抗。你自己觉得呢？

我知道这些问题很难回答，如果可以的话，回答其中任何一个都可以。你是愿意告诉你妈妈，然后由她再转告我，还是愿意自己告诉我，还是你想保留答案？

不久后再见。

迈克尔·怀特

亲爱的葛兰姆：

你知道我已经和乔艾丝见过几次面了。她告诉我这么久以来，她一直很担心你。我想你应该知道才对。

第二次会谈的时候，我知道了一些原先预想不到的事情。现在我很想多知道一些。有几件事和你的生活有关，于是我告诉乔艾丝我想写信给你。

她认为你不会介意。我了解你很责怪自己对她的依赖。她相信这种依赖有时会使你很痛苦，因为她有自己的生活和自己的朋友。你虽然也采取行动避免依赖她，以免使她窒息，但是一直到最近，这种依赖依旧在你的生活当中出没。

但是我刚刚所说的"预想不到"的事情却告诉我，你已经采取行动摆脱依赖了。你似乎不再留恋过去，用直接的生活取代间接的生活。我相信乔艾丝会很乐意仔细告诉你我们所说的意外发展。

我想知道，是什么帮助你摆脱依赖的习惯。我想知道，你自己是否了解这对你的未来会有什么意义。我想知道，这对你的自我形象会有什么影响。如果你准备思考一下这些问题，你是否愿意告诉乔艾丝？这样我将更了解这些发展的情况。

祝好！

迈克尔·怀特

••• 征召观众

新故事的展开如果有观众，新故事的存在就会更加深刻，也会更有发展。这有两个面向：第一，因为观众目睹故事的展开，促成了新意义的

"写作"，这又会对观众与故事主体的互动产生真实的影响；第二，故事主体读到观众对新故事的体验以后，也许是通过思考这些体验，也许是直接发现，就会开始修改和拓展这个新故事。

治疗师的信通常代表一些观众。除此之外，治疗师的信也会鼓励人们征召更多观众体验新故事的展开，同时也邀请观众对新意义进行体验。

··

亲爱的希拉里：

上次会谈以后，我对你不再对每一个人负责的做法有些新的想法，我不知道你的亲友对这件事有什么反应。你不愿再让别人把你的付出视为理所当然，他们会热诚地接受呢，还是认为一切照旧？

我猜想，有的人会很难接受你的拒绝，习惯性地想继续依赖你。这种邀请，有时候很难抵抗。

如果这是一个遥远的可能，那么对别人、对你都可能有帮助的会是——公开宣布辞职。你对出版界有一点儿了解，我想你应该懂得怎么召开适当的"记者招待会"。

你觉得这个想法如何？你认为记者会的听众里面哪一个会受益最多？你认为要请他们来，最好的方法是什么？

祝好！

迈克尔·怀特

亲爱的东尼：

以前，你属于每一个人，顺从于每一个人对你的想法。但是现在你已经能够做你自己，依照自己的身份恰如其分地行事了。但还有很多事我不明白，我想请你告诉我。

如果可以的话，请告诉我：你的转折点是什么？你特别关键性的领悟是什么？这种领悟又是何时、何处、在什么脉络下发生的？你从什么时候开始发现这种领悟对你的生活与关系有影响？

最后这个问题，或许你生活中有某些人可以帮你详细解答。你是否已经准备好询问他们，是否发现你有所不同？第一次发现是什么时候？这又如何影响他们心目中关于你的形象？

如果你有兴趣对这些问题做一些笔记，或许我们下次见面时就可以讨论了。

祝好！

迈克尔·怀特

·························

● ● ● 绘制影响地图

生活任由问题摆布的人会觉得很难摆脱绝望，即使有证据显示他们曾经做到过。这种绝望会使他们看不到自己在反抗问题上的进展，甚至会使生活倒退。

所以，在这种情况下，人们必须有一些自主的工具，找出自己重新拥有自我领域的进展。这种工具必须先评估问题对生活的影响，以及人对问题的影响。如此一来，便可以弄清楚人与问题的相对影响，还可以用百分比来表达。信件就是可以用来鼓励人的工具。

·························

亲爱的茉莉：

厌食症过去影响了你99%的生活，你只占有自己1%的领域，你说现在已经上升到25%，这表明你已经打败了24%的厌食症。这是你过去八个月以来的成就。然而，你却为那些失去的岁月感到绝望，为自己的人生有三分之二受它的影响而感到绝望。

如果未来的八个月再恢复24%，再有八个月又恢复24%，依此类推，请告诉我，多久以后你会恢复到200%，然后感觉自己的人生有了以前双倍的价值？如果一直这样前进，你几岁的时候可以把失去的时光弥补回来？当别人的生命都已经迟缓下来的时候，你的生命却在加速前进，这对你来说意味着什么？

只是好奇的迈克尔·怀特

亲爱的克里夫、罗丽、维吉妮亚：

你们都相信冲突已经毁掉了你们的生活。你们的关系是这种冲突的受害者。虽然你们一直尽力避免，但还是很容易就陷了进去，不得不重蹈覆辙，用以前的方式对待彼此。

然而，我们会谈时却发现，你们的生活其实只有85%受到冲突的控制，并没有完全受它摆布。你们想要扩大你们的影响力，也希望最终能够恢复正常的生活。

自从我们会谈以后，你们认为自己已经把冲突对关系的影响削弱到什么程度了？要你们判断这一点或许不容易。冲突会使人盲目，使你们无法辨识微小但却意义重大的改变。某些极端的想法，如认为我们可以立即扭转自己的生活与关系、不再发生冲突，也使人看不到自己的转变。下一次"逃脱冲突"的会谈，你们或许可以评估一下，在你们的生活和关系中，冲突已经解除到什么程度。

不要忘了，你们已经有25%掌握生活的能力了。

祝好！

迈克尔·怀特

••• 寻找历史

将"特殊意义经验"的历史写出来，往往能帮助人们寻找并接纳自己独特的奋斗故事，在建构其生活与关系的"一体"知识之外找到不同的知识。这种不同的知识，能够帮助人们反抗一体知识的牵制，按照包含了生活经验重大面向的知识来重新建构生活与关系。

若要鼓励人寻找自己独特的奋斗史，寻找独特的知识，信件可以扮演重要的角色。

亲爱的谭咪与魏斯：

你们留给我一些重要的问题。或者应该说，你们从我这儿离开之后，我想到了一些重要的问题。这是会谈之后很常见的。

在你们现在想带进亲密关系与亲职关系的智慧当中，这种智慧有着什么样的历史？我觉得你们似乎是把"过去"的一些东西带出来了。

这种智慧是否有其渊源？如果有的话，你们是否特别去回忆过，使这种独特的知识复活？你们是如何恢复这些记忆的？

最后一个问题：我们上次会谈之后，是否有人为你们提供了什么有意思的想法，帮助你们带出这种传统？

我期望再度赶上你们。

迈克尔·怀特

亲爱的珍妮：

我想我们现在正在你的自我放弃史中目睹一次令人鼓舞的状况。最近的一次会谈，我们都在尝试了解这令人鼓舞的情况到底是怎么一回事，结果所有的证据都显示，你的生活正在从自我抹灭转变为自我接纳。

你提供的信息为我厘清了一个问题，那就是，这种状况有一个开路的先锋，以前也有人有过你这样的历史。因为受这一点的启发，我有一些问题想要提出来：

（1）什么样的奋斗史使你能创造出这次令人鼓舞的事件？

（2）你能不能找出过去的先行者在生活上相同的奋斗轨迹？

（3）这种状况又要如何评估？

如果你对这些问题感兴趣，我会很想听到你的答案。

下次见！

迈克尔·怀特

● ● ● 向权力技术挑战

许多人发现信件可以鼓励他们下定决心，挑战或反抗在生活与关系中运作的权力技术。

这通常发生在人感受到的问题是以下几种情况时：

1. 屈服在别人行使的某一特定权力技术之下；

2. 作为权力的载体或工具，共同参与了对别人的压制；

3. 屈服于"自我检查"技术，也就是人成为权力的工具而压制自己。

以下几封信是几个实例，显示我们如何运用信件帮助人们反抗权力技术。

亲爱的贾克：

上次我们讨论到要让你的问题继续存在所需要的必要条件是什么。我们发现，那似乎是因为你和别人一起应用某种技术责怪别人。

所以你决定不再充当问题的工具。你想反击，从自己的生活中开除这些技术。

有一次和同事见面的时候，我提到你的决定。他们都很想知道这会对别人看待你的态度有什么影响。所以我们想问你几个我们讨论到的话题：

（1）你认为你的反击对别人心目中关于你这个人的形象会带来什么影响？

（2）反过来，这一点又如何帮助你发掘自己、欣赏自己？

我期待看到你的答案。

迈克尔·怀特

亲爱的苏：

暴食症对你的要求很高而且代价高昂；它在你身上运作，又要你排斥自己。它要你一直贬低自己和自己的身体，又要你温顺。

但是，除了接受训练，你还准备公开自己的暴食症，让朋友了解你对这种疾病的体验，从而重新拥有自己的生活。这真是一场冒险，但你成功了！

上次你从这里离开以后，我想到一些问题，所以我决定写信给你，希望你不会介意。请不要勉强回答这些问题，也不要感觉自己有什么义务必须回应。

（1）你认为在朋友对你这个人的肯定中，有哪些是与暴食症习惯不相容的？

（2）这一点使你对自己有了什么新的了解？

（3）你对身为一个女性这件事又有什么新的领悟？

（4）此种关于女性的知识如何支持你脱离那些跟女性有关的纵容暴食症肆虐的观念？

我知道，你相信自己已经准备公开秘密，进一步反击暴食症。你已经有了很大的进步！祝你幸运！

我期待下一次见面时有你的好消息。

迈克尔·怀特

● ● ● 向人格与关系的区隔化挑战

　　支持人们挑战人格与关系的主流"真理"的信件，通常很有疗效。这种"真理"是"一体的、全面性知识"所指定的真理，通常和对人或关系的压制画上等号。

　　这些信件鼓励人们按照自己或关系的标准与期待发展意义，这是他们自己能够欣赏但却不符合一体知识（简言之就是规范）的面向。人们在这个过程中积极投入、重新描绘自己的生活，为自己的人格与关系建立不同的知识。

....

亲爱的瑞克斯：

　　上次家庭会谈的时候，我们发现你很沮丧，你认为自己已经不是理性的人了。我们也清楚地发现，这份沮丧之所以存在，来源是你的失败感。

　　我们后来谈到你自认无法实现的期待，发现那些期待对你的生活造成破坏。然后你说你老是觉得被那些期待要得团团转。你父母认为也许就是这些期待造就了你的沮丧。

　　然而，在讨论你对这份沮丧本身的影响时，却发现你其实能够欣赏自己"一个半"的人格特质，只是这"一个半"人格特质并不符合那些期待。

　　这引起了大家的兴趣。我们很好奇这对你个人意味着什么？这当然告诉我们你不必为那些期待而活，也使我们产生了以下几个疑问：

　　（1）如果不理会这些期待而进一步欣赏自己，你会有什么发现？

　　（2）你能够采取什么策略向这些期待证明你不想把生命虚耗在它们身上？

　　（3）这些策略会在你消除沮丧时产生什么样的影响？

　　我们还有别的疑问，但是你说一次只回答三个问题。

　　我想你对这一点的坚持正好也说明了你对这些期待的反抗。

　　非常期待下次的会面！

　　祝好！

迈克尔·怀特

亲爱的谢丽尔与肯恩：

经过你们的同意，我现在写信将我对最近这次会谈的看法告诉你们。

这次会谈，你们两位以不同的方式和我分享了你们对关系的结论。你们都认为还没有找到合理关系的样貌。我们讨论了你们在关系上一直想要套用的公式，有两个结果是很明显的：

（1）这是一个特别现代的公式，甚至是未来的公式；

（2）你们差一点儿就完全照这个公式塑造关系。

然而，我们却发现你们的关系并没有完全屈从于这个现代公式。例如，你们虽然没有同时达到高潮，却不觉得灰心、遗憾，感觉那次不算。我反而很喜欢在你们的亲密关系里不符合这个公式的面向。接着，我们又发现了你们自己能够欣赏但又和这个公式抵触的不同面向。

关于这些发现，你们同意思考下列问题：

（1）成功地抗拒用此一现代公式来塑造生活，如何反映了你们的关系？

（2）如果有其他"关系的可能样貌"的知识也支持这种抗拒，这可能是什么样的知识？其源头可能是什么？

（3）你们敢不敢接受这些发现，并接受这些不同的观念，进一步扩展对现代公式的抗拒？

我期待看到你们对这些问题的想法。

祝好！

迈克尔·怀特

••• 这使我想起你！

我（迈克尔·怀特）常常在遇见一个人的时候想起另一个人，有时候是在治疗中认识的人。有时碰到的情况也会使我想起在治疗中认识的人的生活与关系。有时候我会因此提笔写信给想起的这些人。下面是几个例子。

亲爱的隽恩：

今天我认识了一位年轻的女性，她正努力调整自己的生活。会谈结束时，她说她已经准备好要采取行动了。结果她准备采取的行动和你当时准备采取的行动很像。

她使我想起你，我不禁好奇你在当时自己的"准备"中有什么样的发现？你是否已经恢复正常生活？那一步对你而言是否太早了一点儿？这封信只是想告诉你这句话。我相信我的好奇心还能够等到我们下一次见面。

祝好！

迈克尔·怀特

亲爱的福瑞德：

收到这封信是不是很惊讶？我自己也很惊讶会写这封信给你。这完全是因为我昨天在公园里为了看一个人做伏地挺身而在水沟边扭到了脚趾头。

但这和你有什么关系呢？我还记得上次会面时你的脚一直在酸痛，那位陌生人使我扭到脚趾头让我想起你的脚，想到不知你近况如何。如此而已。

下次见。

迈克尔·怀特

亲爱的丹妮丝与福兰：

昨天连续碰到几件事，使我想起上次见面时你们突然对自己的关系有了重大的领悟。我很想写这封信问你们，从那个时候开始，你们觉得这样的领悟对你们的关系产生了什么影响？或许你们不介意的话，先回想一下这两个星期的状况，做一些笔记，然后下一次会谈时再跟我分享。

祝好！

迈克尔·怀特

• • • 偶然相遇

治疗师遇见曾经一起来做治疗的人的家人或朋友是很平常的事，特别是在医院这类机构里进行治疗时。这一类机构经常会有来访者的家人进出，有时候也有他们的朋友。对很多在那里接受服务的人而言，在那里认识的人很容易成为朋友。

偶然遇见这些亲友常常会构成写信的动机，尤其是如果来访者在社会上很孤立的话更是如此。这样的信通常很简单。

....

亲爱的隆纳：

匆匆忙忙给你写了这封信。前天我在医院遇到了你母亲。我想写这封信跟你打声招呼，不知道你近况如何？

就这样，再见！

迈克尔·怀特

亲爱的伊丽莎白：

康蒂告诉我，她发现你最近有很大的改变。但是，因为我必须赶到别的地方，当时没有时间再多问。如果你能告诉我，我会很感激。

迈克尔·怀特

亲爱的杰玛：

昨天遇到尼克，我问起你，但是因为他在外工作，所以不是很清楚。我想写这封短笺给你，跟你打声招呼，并询问一下你的个人计划进展得如何。

迈克尔·怀特

....

以信件来叙事

信件不只是一种文书体裁，更是一种沟通媒介，具有多种用途。本部分将示范其中的几种。在叙事治疗中，信件主要用于将生活经验转变为叙述或"故事"，符合连贯性与拟真性的标准。因此，这些信件与专业信件书写中的修辞与文体标准有很大的差别。这里所谓的"专业"信件是指专业人员彼此之间对来访者以及问题所做的往来沟通。通常他们所讨论的主角都无法阅读这些记录，而来访者的命运却往往由这些记录决定。

在叙事治疗中，信件是治疗的真实建构的一种形式，由所有参与者共享。信件可以当成个案记录。个人／家庭是这些信件作品的想象读者；相反地，某些所谓的"专业权威"会充任个案记录的隐形读者，这类记录大多是个人内在的自我对话。我们认为，叙事信件比专业报告更能正确展现"疗效"。此种信件使治疗师能对个人／家庭负责，也能对他们的专业团体负责。因为信件与其中的资料是共享的对话，而非专业性的独白，所有相关人士都能阅读，所以能轻易地质疑、改正或验证。治疗师也需要共同创造一种论述，能在语言上包括所有或几乎包括所有成员的对话，同时放弃故作神秘、排他性的专业法则。

叙事治疗有一些很明显的优点。首先，是将个人／家庭经验置于时间之流的脉络中。叙事与科学报告不一样，并不旨在使经验固定不变，而是可随时变化。布鲁纳说明了这种需要：

除了叙事，我们似乎没有其他方式描述"流动的时间"（lived time），这不是说没有其他暂时的形式可加诸时间的体验上，而是没有任何形式能成功捕捉到流动的时间感：钟表或日历的时间形式不行，连续性或循环性的秩序也不行，以上这些形式完全无法做到。（Bruner，1987：12）

其次，"故事"比扼要的"解说架构"更为复杂丰富，可以容纳更多事件或意图，并赋予其意义。故事有包容性，于是能丰富个人的生命，而解说比较具有排他性，容易忽略范围之外的事件。叙事能让流动的经验建构在流动的时间当中，成为故事的重要情节。

叙事治疗由情节推动，随着时间的推进，能够鼓舞家庭与治疗师展望未来而非回顾过去。所有成员都开始质疑问题故事或主线故事，并追寻新的意义和可能。原本受到压抑或不被纳入记录的故事，或从主线故事中浮现，或独立、平行发展。替代性故事的发展起源于发掘"特殊意义经验"，即与主线故事互相矛盾或成为令人困惑的特殊经验。这些特殊意义经验无法被纳入主线故事的情节中，被主线故事视为无意义或不重要。必须以新的故事线，重新安置个人／家庭的经验才能"改写故事"，以淘汰原先的主线故事。在这一过程中，人们的生活、关系，以及他们与问题之间的关系都被重新描述。布鲁纳甚至强调：

> 最后，由文化形塑并引导自我生命叙说的认知与语言过程，将使我们得到架构知觉经验、组织记忆，分割并刻意建构生命特定"事件"的权力。最后，我们成为自传性的叙事主体并传颂我们自己的生命故事。（Bruner，1987：15）

• • • 以报复来扯平

我（戴维·埃普斯顿）在一年前的某个场合见到了 17 岁的泰德、他的父母、他 15 岁的弟弟迈克尔与 11 岁的妹妹珍。他说他父母让他选择：是自己单独一个人，还是与家人一同来见我。他承认他不愿前来，但如果不得不来，他宁愿单独前来。我同意了，而且我很高兴地直接答应了他。泰德告诉我，尽管他满怀善意，却仍然无法忍受弟弟妹妹的挑衅，包括取绰号和妹妹的肢体暴力。他越是克制自己，迈克尔与珍似乎就越放肆。他坦陈，他自己特别对自己长得没有所期待的那样高大感到特别敏感，此外也对失败非常在意。泰德是一个有成功潜力的年轻人，即只要是他动手做的事情通常都很成功，但只要事情没那么成功，他便不愿接受或显得非常焦躁。特别是他在六七个月前所做的决定，要与家人建立新的兄弟、兄妹关系，不仅一点儿也不成功，而且迈克尔与珍显然没注意到他的努力，情况甚至比之前更加恶化。泰德与我进行会谈时尝试为最近的事件理出头绪，共同建构出应该采取的行动，这些行动列举在我给他的"信件"中。

亲爱的泰德：

很高兴又见到你了。以你的年龄而言，你是个相当有智慧的年轻人。至于你"疗伤"的问题，很可能是你在最近六七个月改变了对迈克尔及珍的态度。你明白自己即将在不久的未来离开家庭，于是重新评估你的弟弟妹妹在你生命中的重要性。他们过去可能一直都是骚扰者、模仿者与竞争者，但你一向拥有年龄、经验、体重与力气上的优势。在某种程度上，你已经放下冲突，希望他们能注意到，并且做出不同的反应。让你失望的是，情况刚好相反。你越是脱离过去与手足相处的模式，他们越是抓住不放。仿佛他们怀念你的参与，以激怒你来引诱你回头加入他们。他们不知道你想要不同的关系。我建议你们开一次会，把你的提议读给他们听。

提议如下：

（1）告诉他们，你很快就要离开家，你现在明白他们对你有多么重要，也希望他们将来对你还是这么重要。

（2）告诉他们，你对他们表现出强烈的感情，因为你没有与他们打架或辱骂等，但是没有人注意到这种情况。事实刚好相反，他们反而越来越常找你打架或辱骂你。你猜想，这是因为他们认为你自以为比他们更优秀。

（3）告诉他们事实并非如此，然后将你觉得迈克尔与珍所具有的优点一五一十地告诉他们。我想你很容易就可以在他们身上找到许多值得你骄傲的地方。

（4）告诉他们，你猜想是否因为你年龄较大、身材较他们高、较他们有经验，多年来都比他们更有优势（请告诉他们现在已经不是如此），所以他们在你们能够成为平等的兄弟姐妹之前想要报复你以扯平彼此的关系。

（5）基于上述原因，你将提供给他们一张清单，上面都是他们能侮辱你的方式，包括许多影射你身材过矮或怕输的称谓，如侏儒、矮子、矮冬瓜、怪胎、天生输家、不入流、过气、次等生物等。这张清单越长越好，你要尽量去回忆出来，交给迈克尔与珍保管。还有，你可以询问迈克尔与珍是否想过要对你实施身体上的报复。如果他们有这种想法，你可以征求父母的在场监督，让迈克尔与珍打你的手心，这样他们就会觉得与你扯平了。

（6）告诉他们，等你们都扯平后（你会知道的，因为他们将不再想要报复你），你想请他们出去吃晚餐。你也可以在那时跟他们道别，你们将迎接一个崭新的、平等的手足关系。对于珍，你们必须讨论如何使性别歧视在兄妹关系中消失。

（7）泰德，当迈克尔与珍和你扯平后，要记住这比互相辱骂更有意义，那时将会是一种崭新且平等的手足关系。

祝好运！

戴维·埃普斯顿

附言：如果你还有疑问，也认为我对你有帮助的话，请打电话给我（这星期我将外出）。

....

泰德三周后打电话给我。他非常高兴，希望能见面告诉我事情的经过。泰德稍微调整了我的提议："我说我想要更了解他们。他们没有反应，只觉得很奇怪。我们之后就没有严重的冲突了。迈克尔比较能体会这一点，开始站在我这一边来对抗珍。他知道我想做的事。这让我有了灵感。以前我没有看到任何改变，现在我看到了，改变将要发生。我们坐下来讨论。我不是在应付他们，也没有给他们清单，而是讨论这个如何或那个如何。珍因此收敛了很多，不再找我的麻烦，敌意也减少了90%……甚至95%之多，现在几乎没有了。我看到黑暗中露出了光明。"他放弃了身体报复的想法。他提议考完试之后"一起去看电影，然后吃个晚餐"。之后他告诉我："我觉得我也应该当迈克尔与珍的父母。"尽管他所敬爱的父母劝告他，他仍然感到有一种挫败感，因为迈克尔与珍很不愿意接受他的建议与忠告。以下这封"信件"展现了我们的会谈。

....

亲爱的泰德：

显然你的兄弟、兄妹关系问题已经消失了90%到95%，如你所说，"黑暗中露出了光明"，现在你有了这样的成绩，难怪你会说"我对自己感觉好多了"。

但是我想请你思索一下"我觉得我也应该当迈克尔与珍的父母"这一提议的感觉。迈克尔与珍"不听你的建议"并不令人意外，这让你觉得"很生气……我知道我能帮助他们……我想当他们的大哥哥"。我猜目前珍与迈克尔对此提议并不十分感兴趣，他们大概希望你只是当他们的哥哥，你们之间能拥有平等的关系。

在未来的一段时间内，你还是会很想要"给他们提出忠告"，虽然你不知道自己为什么会这样。你在十七年的生命中学到了许多，有些是通过尝试错误与修正得来的。像你这样有责任感的人，也许会希望传承自己的经验，帮助他们不犯同样的错误。但迈克尔与珍都是很有主见的人，他们宁愿自己"发掘"，也不愿接受你的"指示"。只是你有提出忠告的习惯，僵局可能一时难以被打破。

所以我们要采取以下的解决方法：读过下面这封信后，自己稍加修改，然后影印二十张给迈克尔。你告诉他，你想要打破"提出忠告"的习惯，请他帮助你。只要你每次提出了他觉得并不需要的忠告，就请他把一张影印的信交给你。

亲爱的迈克尔：

    我一直觉得我是你的大哥哥，但现在我希望我们相互平等地对待对方。不过积习难改，我当了你十五年的哥哥。如果你发现我忘记我们是平等的，并对你提出了你不需要的忠告时，请给我一张这封影印的信。我给了你二十张。如果你需要更多，请告诉我。

与你平等的泰德

说故事的治疗

    在我们第一次会谈前，泰德的父母打电话来表达关切，他们担心儿子有躁郁症，不知道是否该去看精神科医师。我写了一封短笺给他们。第一次会谈后他们又打电话来，表示泰德的情况明显改善了许多。

亲爱的乔治与陶乐丝：

    我相信迈克尔与珍都让你们很骄傲，在此我想要表达的是我对泰德的佩服。我很少看到同龄的年轻人如此善解人意与了解自我。我相信你们都为他感到骄傲。我唯一担心的是他的责任感过重。你们也许要设法多劝他不要过度为他人操心，因为这样也许会让他忽略了自己。

    我愿意再表达一次，与泰德的会谈真是乐趣十足。

真诚的戴维·埃普斯顿

    九个月后，在泰德准备出国的前夕，我打电话给他。他很想当面告诉我事情的进展，但实在没有时间。不过泰德说事情正如他所预料的那样，现在他已经与弟弟妹妹建立了平等的关系。

••• 循原路解决问题

    葛伦13岁，刚读完高中一年级，碰上了麻烦。我（戴维·埃普斯顿）在两年前见过葛伦，那时他有偷窃的问题。他父母说，我们会谈之后，葛伦除了接受之外，也开始懂得付出了。翌年他表现得"相当合作"，他的父母对他与 16 岁的姐姐、11 岁的弟弟都很有信心：晚上放心外出，留下孩子在家。葛伦说他比较喜欢负责任，因为"如果父母信任你，你就会感觉有安全感"。但是开始上高中后，葛伦出现越来越多的问题。首先是成绩下滑，接着他开始逃课逃学，最后在商店"顺手牵羊"被抓到。这一切都发生在六个月之内，他的父母非常担心。但是无论如何尝试，葛伦都不肯深谈，只是躲在卧室中。他母亲感觉到有"一堵高大的砖墙"隔开了他们。葛伦承认这些问题也让他困扰。据他母亲描述，他睡得不好，生活得很不快乐。

我寄了以下信件给葛伦。

....

亲爱的葛伦：

看来你碰上了麻烦。我了解你现在很希望解决这些麻烦。你父母去年开始信任你，因为你长大了许多。我也相信你已足够懂事，能够自己解决这些麻烦。我认为要解决麻烦的最好方法，就是弄清楚自己当初是怎么陷进去的。就像你在树林中迷路，最好的方法就是循原路走出树林。现在我们来为你的问题梳理出来龙去脉。

你轻松地读完初中，只要专心就能跟得上学业，不需要特别努力。然后你跨出一大步，进入了高中。你满怀信心地入学，心想可以轻松地读完高中。你大概以为不需要写功课，却不明白没有人会像初中老师那样细心地督促你，你必须督促自己才行，难怪你无法接受课业失败的事实，于是你开始躲在房间里，不肯与父母讨论此事，和他们之间"隔了一堵高大的砖墙"。六月份，你参演了一出音乐剧，给了你借口不去探究问题，于是你更落后了。现在你开始退缩、逃学。学校注意到了，决定把你列入"不良名单"。于是你放弃自己，在商店"顺手牵羊"，现在你与警察也有纠葛了。少辅队的警员给了你一些忠告，看来你也听进去了。

葛伦，现在你的工作就是循原路走出来，摆脱这些麻烦。是你让自己陷进去的，所以也需要你自己挣脱出来。这样你会让父母感到骄傲，他们会知道你真正长大了，因为你能够从错误中学习。这不表示你不能向父母求援。但如果你想要找回原路，就必须自己去做，最好也能让父母知道你的进展。

葛伦，也许你还不够成熟，无法自己解决这些问题。那么你父母就必须把你当成小孩子，更加管束你的生活。

　　我想以你目前的懂事程度，你能够自己做到。我也向你父母影印了这封信，请交给他们。

　　一个月后我们不妨见个面，看看你是否因陷入更大的麻烦而更觉困扰，比如更不快乐、睡得更不好等；还是开始摆脱麻烦较不感到困扰，变得更快乐自在。如果你父母方便的话，请他们打电话跟我约时间。

　　祝你顺利循原路走出来！

戴维·埃普斯顿

　　附言：如果你决定摆脱麻烦的话，我不希望你以为这是件容易的事；换个角度想，越难越好，如此一来，你将会成为更棒的人。

······································

　　我们两个月后见了面。下面这封信说明了我们的会面情况。

······································

亲爱的葛伦：

　　葛伦，我刚得知你没有陷入更大的麻烦，而是开始摆脱麻烦了。你说你"不喜欢陷入麻烦"，我完全同意。你开始在课业上迎头赶上，老师也注意到了。现在你会做完功课，而不是只做一半。你也觉得考试容易多了，睡得比较好，甚至早上都醒不过来。你父母也减少担心且更信任你了。你母亲说她对你的信任"从10%上升到了60%至70%"。你父亲说他对你的"信任感增加了"。你母亲说你"在课业上非常专心，态度也成熟多了"。恭喜你也交了许多新朋友。

　　葛伦，你说你"循原路出来，至少回到了正途"，你父亲也同意你的这一说法。但你母亲不同意，她说："我觉得他超前了……他以更成熟的态度处理问题……也接受了我们的期待。"葛伦，你说你尝试过狂野放纵，可是没有用，所以现在你要驯服你的野性。你母亲说"你更注意身体健康了"。我很高兴你开始为自己负责，而不是期待父母为你承担责任。你父亲还提到你对弟弟更有耐心了。

　　葛伦，我必须同意你母亲的话。你的确已经超前了，不仅仅是循原路出来而已。以前的问题青年不可能有这些成绩，所以我要敦促你好好思索你所取得的成果，并且保存在记忆中。将来再碰上麻烦时，你就可以回忆自己是如何陷入麻烦又如何挣脱出来的。让我们把这些回忆埋藏起来，但要记住是在何处埋藏的，将来也许还会派上用场。

恭喜你摆脱了麻烦，同时还超前了。你可以把这封信给你父母看。
祝好！

戴维·埃普斯顿

....

　　我在六个月后打电话给葛伦与他的父母。大家都同意现在的他是个身
心健康的年轻人。有趣的是，葛伦坚持要转到另一所比较远的高中上学。
他告诉我，那所高中"比较有纪律"，比较适合他。他父母有点儿不舍，
仍同意了他的这个经过仔细考虑的决定。

● ● ● 不管你要怎么做，别叫我报警！

　　卡萝当了十年的单亲妈妈，抚养了五个孩子，年龄从 16 岁到 31 岁不
等。我（戴维·埃普斯顿）在一年前与她的小女儿和她的小儿子东尼见过三
次面，重点放在东尼对姐姐们的肢体暴力上。后来他的暴力很快收敛起
来，在母亲的鼓励下，23 岁的姐姐茱蒂离开了家。卡萝在整个过程中都表
现得很坚强。

　　但是这一次的事情显然与以前不同。卡萝感到非常灰心，在我们首次
会面时，她告诉我："我只告诉了你部分真相。"现在她觉得必须坦白了。
但在她全盘托出之前，她凝视着我的眼睛说："不管你要怎么做，别叫我
报警！"从她的描述中我知道了：虽然东尼克制了肢体暴力，但仍会构成
威胁，而且他已经因为犯法被定过罪、罚过款，也在感化院待了一段时
间。当卡萝不肯给他钱或不借给他车子，或不让他用屋子时，他会暴怒，
毁坏她的财物，威胁要伤害或杀死她或她的小猫。她承认她担心自己的安
全。我认为，她有十足的理由担心东尼误入黑道。她觉得自己束手无策。

　　我把"内疚"（guilt）外化、客观化了，先是对卡萝进行了一连串补充
性问话（White，1986b），然后向她提供了补充性描述，我称之为"我的
摘要"。

　　"内疚会招致东尼的责怪。责怪他人能使责怪者不负任何责任。充满
内疚的父母就会为不负责任的孩子担负起过多的责任。"然后我向她提出
了一些让她带回家思考的问题：

　　（1）你要如何了解自己多么容易感到内疚？你在感到内疚方面接受了

什么训练?

（2）你要如何了解你们的家丑不可外扬的传统？为什么告诉外人就是不忠与背叛？

卡萝一周后回来。她说这些问题都很有道理，然后提出冗长的理由，说明她为什么应该感到内疚。她从五岁开始就觉得自己要为父亲的酗酒负责了，没有任何外人能知道家中发生的事情，在她家中"所有人都要保密"。卡萝说她对孩子们所受的苦、她自己恶劣的婚姻，还有东尼的问题都感到有责任与内疚。

这次会谈结束时，我又让她把以下两个问题带回家思考：

（1）我为什么会觉得必须内疚？

（2）我是否已经受够了苦了？还是应该继续折磨自己？

我不意外卡萝在下次见面时又带来了许多内疚的理由。下面这封信是那次会面的摘要。

....

亲爱的卡萝：

我的问题有以下两个：

（1）我为什么会觉得必须内疚？

（2）我是否已经受够了苦了？还是应该继续折磨自己？

你的理由如下：

（1）当东尼还在幼儿园时就开始照顾另一个孩子；

（2）也许我爱他爱得不够；

（3）当东尼很快乐地上学时，我们却从陶兰加搬家到奥克兰，让他转学到不好的学校；

（4）我们搬家到外地后，我只顾着接受护理训练；

（5）没有处理好婚姻问题；

（6）我与东尼没有任何相同的兴趣，在他还小的时候就没有；

（7）东尼六周大时，我父亲过世，我母亲过来跟我住，当我为东尼哺乳后就会将东尼交给她照顾，让她能够暂时忘却丧夫之痛；

（8）我表现出自己对东尼目前状况的不满意；

（9）也许传达了矛盾的信息；

（10）有时候很想放弃继续关心他；

（11）没有帮他解决小学时的课业问题；

（12）表达负面的态度，对他的赞美不够；

（13）我希望他能离开我的住处，到外面找个公寓住。

卡萝，当我们讨论内疚对你的影响及你对内疚的控制时，结果显示了一种趋势。六个月前，你的理由中有30%是自我尊重，70%是自我折磨。近来变成40%是自我尊重，60%是自我折磨；今天，你是45%的自我尊重，55%的自我折磨。你说这是为了要活下去才会如此。我相信不仅如此，但也很担心你在这种恶劣处境中的生活。不过，你还没有准备好采取果断的反击行动，除非你对自我尊重的强调超过了自我折磨。

我们想出了两种做法，也许能让你更强调自我尊重，挑战自我折磨。第一种做法是把这封信的影印版送给珍、唐娜、理查德与卡西（卡萝的四个成年子女），征求他们的意见，看看你应该怎么办——更多的自我折磨还是培养自我尊重。我附上了影印版。等收到了所有的响应后，请打电话给我，我会安排会谈，我们可以评估你是否准备好了。当你准备好时，你会立刻知道的。如果你的子女们都无法说服你更强调自我尊重，那么我们就会采取第二个做法。你与我一样清楚，这个做法一定会有效的。

希望你能够为自己采取肯定的做法做好准备。记住，受内疚驱策的生活无异于终身监禁。

祝好运！

戴维·埃普斯顿

....

三周后，卡萝很着急地打来电话，请求次日立刻会谈。她说她必须告诉我一些事情。我们次日见了面。接下来的内容就是在那次会面当场完成的记录，后来我也寄给了她。

....

你说我会知道自己什么时候做好准备，我感到很不自在，后来两天工作都很不顺利。我回家后发现银行账户的钱被取走了120元。东尼知道我的密码。有时候我会把银行卡给他使用。他曾经要我借给他75元。第一次被取走了80元，然后是10元、20元，第二天又取走了10元，三天内他取走了120元。我打电话给银行要求关掉这个账户。我在工作上有很多压力，晚上还要上课，实在太累了。

我开车回家……东尼看起来很得意，家里到处都是啤酒罐。我不知道发生了什么事，仿佛有什么东西崩溃了，我感觉自己就像游魂似的，又哭又叫："我一直不停付出，付出又付出，现在我没有东西可以付出了。"我看见一个很深的大洞："离开这里，否则我就报警！"我的恐惧消失了……一切都消失了。我甚至把他推到墙边。他还是用他的老方法："你想要拥抱一下吗？"然后威胁说要砸毁我的车子，要打破我的窗户，要杀死我。我感觉好极了，我再也不害怕了。"你不能对我怎么样！"我很惊讶事情就这样发生了。有一个大空洞，里面什么都没有，我甚至不怕他威胁要找人杀我。我到邻居那里要了一点儿酒与镇静剂，后来立刻就睡着了。

第二天下班后我去看一位朋友，打电话回家问黛安（东尼的女友）的父母是否还要过来。东尼说："是的。"我就回家了。他介绍我们认识。我没有为他们准备咖啡或茶，沉默地坐在那里。最后黛安的父亲说："你与东尼是否合不来？"我们俩都说："是的！"我说："我受够了！"黛安的父亲说："你还有没有其他子女？""还有四个。""他能不能住到别处？""他可以到他父亲那里。"东尼说："但是他住在外地。"我仍然沉默地坐在那里。最后他说他们不希望屋子里有个陌生人。我才不管他们怎么想……这是我的家，我要接待我想接待的人，不再被任何人欺负。

他们走后，我们又因为电热器吵了一架。他砸碎了电热器，打电话给他父亲，问他是否能搬过去。我告诉他："你父亲要在周六前搬走你的东西。周六是我的最后期限……之后我会卖了你的东西或送人。"他回答我："狗屁！"然后告诉他父亲："你可以看到她是多么不通情理。"然后他故意踩我的脚，但没有踩断任何骨头，出去时还砸碎了时钟。几天后他打电话向我要钱。我给了他一点儿钱，他却扭伤了我的手。我感觉有点儿害怕。理查德过来帮我换了门锁。

那天回家前我把家中的情况告诉了同事。我为什么还要伪装下去？我告诉了几位朋友，他们都非常震惊，告诉我要换门锁。我想通了，告诉其他人也是很重要的。

你问我在我们会谈后发生了什么事。嗯，他还是老样子。我感到忍无可忍，我不懂我为什么要继续忍耐下去。我寄出了信，收到了唐娜的回信。珍也写了回信，在我爆发之后才寄来，不过还是很有帮助，我需要她们的意见。我不知道我已经准备好了，不知道自己这么接近了。第一个改变是告诉其他人我们家的情况。以前我做不到，不希望大家认为东尼是个坏孩子。我看到一张东尼13岁的老照片，我爱的那个孩子已经不见了。如果他不会关心人，我不想要再跟他有任何瓜葛。这是实话！

我就那样发作了……真的非常激烈。我看见自己变成了一个大洞……很圆……很黑暗……空荡荡的……连底下都没有任何东西。我一直付出、付出、付出……现在什么都没有了。

那一天，我也想到了所有欺负过我的人——当我试着表达善意却占我便宜的人。我觉得我当了很久的受害者，被很多人伤害。

那是压死骆驼的最后一根稻草，钱被取走，还有工作上的事情。我碰上了几个性骚扰的家伙，还要在午餐时走路到银行取钱，后来又不能去上课。

我对那些信件感到很难为情，但每个孩子都很好。我寄信前打电话给他们，告诉他们我对很多事感到内疚。他们都很正直，也很好奇。但他们对我还是有帮助的。我知道我会得到他们的响应，我需要依靠那些回信。把东尼赶出去，这是我一直想做的事情，正像你所说的那样发生了，真是太好了……我现在与他父亲没有任何（金钱）瓜葛了，我可以开始过新的生活了，再也不容许任何妥协。我一直被爱情勒索。女人都是在爱情和浪漫的神话中长大的。我将以不同的方式养育我的女儿们。

我没有告诉其他孩子，我觉得没必要，只觉得需要回来告诉你。

....

卡萝两周后写信告诉我，一切都很顺利。她过去觉得"无法停止爱东尼并有责任照顾他"，但现在她坚持"他必须改变自己"：

....

我以前觉得对他而言我做得非常失败，但我已经尽力了，现在一切都要看他了。现在我对所发生的一切感到很悲哀……我的生命因而改变，思索这个过程也很有意思。首先我完全信任你，因为没有其他选择了。我照你的指示思考问题，有时候比做粗活还要累人。后来发现，我可以把家里的情况告诉一些人，我很惊讶，他们并没有责怪我或对我说东尼的坏话。接下来我感到越来越受不了，我不应该忍受这一切。然后你知道发生了什么事。我希望有一天，那个"洞"会被填满，我又能够付出了，但我知道我绝不会再失去对自己的尊重。

谢谢。

卡萝

附言：我以高分通过了考试，现在开始进修进阶课程了！

....

我的回信是：

亲爱的卡萝：

　　谢谢你的来信。你听起来像是个"刚出狱的人"，内疚是你的"狱卒"。我相信你现在感受到的空虚，很快就会被你自己及周围的朋友所填满。现在你已经准备好迎接个人的成就与快乐了。你忽略自己太久了，明天是属于你的，这是你应得的。我同意你说的，"我绝不会再失去对自己的尊重"。你也不会再折磨自己了。

　　恭喜你取得好成绩，祝你的新生活顺利。

尊敬你的戴维·埃普斯顿

　　一年后我写信给卡萝，询问是否可以出版她的故事，她的回信如下：

　　你当然可以使用我的"故事"，能够帮助任何人，我都会很高兴的。

　　东尼与我的关系比以前好多了。他离开后经历了许多阶段，从恨我到请求我让他偶尔回来小住。我不准他吸毒、喝酒或把音响开得很大。

　　他以前酗酒又吸毒，现在他决心戒掉，除非有人愿意免费提供。他开始存钱，想要回去读高中，然后进大学。

　　我也仍然在改变。我感觉自己更有自信了，虽然不喜欢东尼的文身与他的某些态度，但我很骄傲他是我的儿子，并且很喜欢他的某些方面，也能接受他这个样子，不管他以后是否会进一步改变。

　　祝你出书顺利。

卡萝

●●● 回忆才能忘怀[1]

　　14岁的珍娜因试图自杀而住院，她与母亲来到莱斯利中心。珍娜的母亲法兰西丝非常希望有人能提供帮助，因为珍娜出院后还是不断逃

---

　　① 本部分由奥克兰莱斯利中心的戴维·埃普斯顿和强妮拉·伯德（Johnella Bird）共同创作。

离家。

法兰西丝与珍娜在奥克兰住了六个月。法兰西丝于十年前与珍娜的父亲分居，珍娜 12 岁的妹妹安目前与父亲住在一起。法兰西丝计划在新年时迁回南边 1 200 千米远的基督城。法兰西丝与珍娜都说两个月前发生了一些事情，使珍娜的行为有所改变。她开始暴食，常感觉到疲倦，早上爬不起来，对学校的课业失去兴趣，尽管她原来成绩很不错。

经过会谈后得知，法兰西丝与珍娜离开基督城，是因为无法面对珍娜外祖母的怪异举动。她们叙述的"故事"让我们很惊讶，在会谈结束时，我们做出了摘要，告诉她们，尤其是珍娜，必须结束生命中的这一"章节"。我们觉得她们必须相互坦述，同时对我们两个陌生人坦述先前难以启齿的事件。我们表示，如果能把过去的事件说得越清楚，对她们生命的冲击也会减少，她们就可以准备展开新的生活了。

以下是她们故事的摘要：

珍娜，你成长时有非常疼爱你的外祖父母。你外祖母的生活曾经很不幸，从小就没了父亲，年轻时被母亲的男友性侵犯。她母亲不相信她，还非常恶劣地对待她，导致后来出现严重的问题。她结婚后生下法兰西丝。法兰西丝现在也有一个女儿，就是你，珍娜。珍娜，你的父亲不见了，你的外祖父母很辛苦地取代你跑掉的父亲，他们几乎成为你生命中的另一对父母。

无怪乎外孙女与外祖父母变得非常亲密，外祖母可能比外祖父更努力地亲近珍娜，因为她没有好好亲近自己的女儿法兰西丝。所以，珍娜，你母亲一定会觉得你外祖母想要抢走你，于是你陷入了亲情之间的较量。法兰西丝觉得你比较爱外祖母，这使她更难过。

然后有一天，你接到猥亵的电话，惊慌失措。这些电话只在你母亲外出去大学上课时才会打来，所以你很自然地打电话给外祖母，她会过来安慰你。等你母亲法兰西丝回家后，你外祖母会瞪着她。电话继续打来，你越来越害怕，对生活也越来越不专心。但是就像侦探小说一样，最后发现凶手是最不可能的那个人——你的外祖母。这一定让你很困惑，让你晚上失眠思索：为什么那么爱你的外祖母却想要吓死你？

你唯一能采取的做法，就是假装忘了这件事，好像什么都没发生过。但问题是事情真的发生了，你的"潜意识"感到疑惑不解。

当你以自己的方式写下这个故事时，我们相信你会回忆起整个事件，然后才能让你真正忘怀。我们知道，除非真正厘清，否则不可能忘怀。等你写出这个故事后，事情就会变得清楚了。

然而，别指望这会弥补你母亲对你外祖母的失望。这样的期望太高了。

·······························

我们安排一个月后进行另一次会谈。但在第三周时，我（强妮拉·伯德）接到了法兰西丝的电话，她说珍娜的心情已经好转了。她回去上学，两人也开始交谈了。法兰西丝补充说，经过上次的会谈，她决定回到基督城，她希望住在那里。她们在那一周就要回去了。珍娜请她母亲打电话来，以让我们跟她道别。珍娜告诉我，她觉得自己已经完成了生命中的这一"章节"。她知道回到基督城后还会遇到困难，但她有信心克服。

这一过程说明了治疗中常见的情形，也就是"忘怀"创伤事件的影响。在治疗的过程中，我们提供了安全的空间来"回顾"，让珍娜与法兰西丝的故事能够"呈现"与"改写"，让她们得以区分过去、现在与未来。

··· 摆脱退缩

我（迈克尔·怀特）清楚地记得第一次与哈瑞·桑德士会面时的情形。我发现他穿过杜维曲中心的走廊，看起来迷惘而苦恼。我上前自我介绍后，得知是朋友介绍他来找我咨询他儿子——16岁的保罗的问题。哈瑞很担心保罗，觉得情况非常紧迫。

哈瑞说大约在两年前，保罗开始退缩，失去自信。数月之间，他退缩的情况加剧，甚至拒绝去上学。许多人士都尝试介入，包括学校，但所有的努力都没有效果。保罗反而变得更为内向与自责。

哈瑞与保罗的母亲萝丝曾经几次带他去看门诊。经过评估与诊断，医生开了药。每次保罗都拒绝继续就诊，也拒绝服药。

他退缩到很少离开卧室，只与父母及弟弟詹姆斯说话，而且说得也很少。他大多时候会躺在床上，有时候哭泣，有时候只是乱丢东西。他一向是个害羞与敏感的孩子，现在已成功地成为"隐士"了。

当我问到这种情况对其他家人的影响时，哈瑞说他与萝丝时时刻刻生活在压力与不安中，他们越来越绝望。保罗的弟弟显然没有受到影响，但他也是个很敏感的孩子，有时候也会担心哥哥的生活状况，加上他发现自己完全无法帮助保罗，因此更感到难以接受。

我安排时间会见了他们一家。哈瑞不确定是否能叫保罗参加，就算第一次能带他来，也不确定他以后还会不会来。我告诉哈瑞，其实保罗不需要来，但就算他只能来一次，也会很有帮助。

哈瑞很有办法，将保罗与家里其他人都带来参加第一次会谈。刚开始时，大家都很担心，包括我自己。保罗没有正眼瞧任何人，只说了几个字，看起来很不安，显然很不愿意来参加会谈。

"退缩"是用来外化问题的可能词语之一，在会谈刚开始没多久就浮现出来了。我不记得是谁提出的，它突然就出现了。我们谈起这对家人生活与关系的影响。经过讨论后，大家都有了共识：保罗的退缩有很大的威力。

当我们衡量这一问题对家庭成员的影响时，发现有几次事件是保罗可以退缩却没有退缩的。他并未完全屈服于这种状况，所以还不算是彻底的生命过客。我邀请他们对这些特殊的情况做出解释，虽然保罗的参与非常被动，但他似乎产生了兴趣，对情况的发展有点儿惊讶。我们也发现了几次不同的情况，发现退缩的威力足以使哈瑞与萝丝的关系停滞不前，但是他们坚持维持下去了。此外，我们也发现，在某些情境中，原以为退缩可能使他们陷入很深的绝望，但事实上却不尽然。

会谈接近尾声时，保罗极简短地表示，退缩与脱离退缩都很有吸引力。萝丝、哈瑞与保罗的弟弟都很清楚他们比较喜欢哪一种情形，我们讨论了一些可行的步骤来对抗这个问题对他们的影响。

保罗并不热衷于再回来会谈，我没有再见到他。后来所有与他的沟通都是通过他父母、弟弟，或信件往来达成的。

接下来的第一封信是在第二次会谈后寄出的。[①]

我不会呈现这些信件的细节，只提及关于保罗的生命经验及他父母与保罗的经验，这些信件反映了他们在建立新的理解脉络时所做的努力。"旧"故事所提供的理解脉络大致上是强调失败。新的理解脉络使失败的归因变得非常困难。治疗师从身后提供支持，而非提供身前的指引，是建

118

---

① 在此所呈现的信件是所有寄给保罗与他父母信件中的其中几封。

立这种新理解脉络的主要手段。一般而言，如果有人站在前面，就会阻挡
来访者的视线，使他看不到自己生活的独特可能。

对自认为是一大失败的人而言，只强调正面的部分，并对生命中的事
件刻意积极，会造成"力量的消解"。在这种情况下，来访者会区分出他
对自己生活的观感与他觉得其他人对他的观感两者间的巨大落差。他会
"发现"他人对自己生活的观感，远超于他对自己状况的认识，于是他就
会经历相形见绌的感受，这将证实他的失败感。而这种证实将具有非常真
实的影响力。

从背后提供支持，就不会造成此种问题。治疗师可以通过辨认"特殊
意义经验"，直接让来访者参与这些事件所带来的新意义，以达到这种效
果。因此，来访者受到鼓励，成为新故事的优先作者。

治疗师也可以站在"底线"位置来达成这种背后支持的效果，即立于
来访者生活中所有改变的对立面，这能带来即时而明显的放松，以避免超
过底线。这能产生更具有力量的区别。治疗师持续辨识来访者先前的状
态，保持警觉的态度，不催促来访者产生任何的生活进展。治疗师会因这
些进展而感到惊讶，于是能避免超过来访者来提供消解力量。治疗师将持
续鼓励来访者延续这些进展，表达出对这些进展的了解。来访者觉得自己
更成功后，治疗师就不需要担心自己是否会超前了。

"关于准备程度的问话"（readiness questioning）与猜测也可以用来辅助
建立治疗师的背后支持及理解脉络的架构，使失败的归因变得困难。治疗
师可以对来访者如何知道自己准备好进行下一步表示好奇，询问来访者是
否准备好采取下一步。来访者能否进行下一步来摆脱问题的影响，视准备
的程度而定，而非失败的程度。如果来访者后退了，那么首先该检讨的就
是是否错误评估了来访者的准备程度。

亲爱的保罗：

很遗憾你没有来参加 8 月 11 日的会谈。我很期望能再看到你，但也
尊重你不参加这次会谈的决定。我猜你还没准备好，不来也许是很明智
的，这让我有机会与你父母好好谈一谈。

我从他们那里得知，你准备采取步骤摆脱退缩、振作自己。我们讨论
的很重要的一点是，你不应该太急着摆脱退缩所形成的习惯。你必须了
解，这种进程将是走走停停的，看起来时常是前进三步、后退两步。

我猜想你已经准备好采取下一个步骤来摆脱退缩了。我不知道下一步将会是什么，也不知道你什么时候准备好，但我要提醒你：不要对此抱太大的期望。

我很肯定你的努力，非常希望能在下次会谈时看到你。

真诚的迈克尔·怀特

亲爱的保罗：

今天——9月1日的会谈仍然没有看到你，我感到遗憾。我这么说不是要对你施加压力，只是要让你知道，我对你这个人充满了兴趣。

你父母告诉我，你已经脱掉了牙套，我很期待不久之后能看到你，看看有什么差别。我打赌你一定很高兴。

你也许记得，在上一封信中，我提到我觉得你已经准备好踏出下一步来摆脱退缩。我这么认为，但并不确定。我非常期待听到你的近况，很高兴知道你在8月22日的周六那天踏出了这一步，这则消息让我有点儿惊讶。那一天你自己展开行动，表现出一年来少见的作为。对你而言，这一定是重要的里程碑，朝向未来能够独立自主，以及能够欣赏周围重要的事物。

由于你已经准备得比我所预期的踏出更远，我猜想你的下一步应该很快就会到来。我试着想象你会怎么做。

我期望下一次能够听到你的消息。

真诚的迈克尔·怀特

附言：我相信你知道"欲速则不达"的道理。

亲爱的保罗：

我本来要在几个星期前就寄这封信给你的，但因为忙于准备研讨会而耽搁了。最近我与你父母又见了面，得知你在摆脱退缩上采取了新步骤。

我必须说，这些新步骤让我很惊讶，刚开始我不知道能说什么。我必须承认自己几乎无言以对。知道你坚持参加戏剧表演，让所有人见识到你的能力，我原本认为你还没准备好接受这种成就，你的成功让我刮目相看。不要会错意，我一直知道你有能力主导自己的生活，但是如我先前提到的，你在恢复上已经超前了很多。

你父母告诉了我许多事情，关于你日渐增加的自信与才干，我没有什么好补充的，除了说这些事情巩固了你在新生活上的方向。所有关爱你的人，都能看见这个新方向的深度。

尽管如此，你父母说你决定今年去上学，这让我有点儿不安。我本来要告诉你父母，这一步还言之过早，他们应该劝阻你。然后我们进一步讨论了这件事，还不确定你是否准备好踏出这一步。我说如果你能同意把上学当成一项实验，我不会担心的。如果你说："今年我要上学，而且要读完这一年。"那么我会非常紧张。但是如果你说："我要尝试今年去上学，看看自己是否准备好了。"我将会比较放心。

我非常佩服你已经采取的行动，也把关于你的事（没有提到你的名字）告诉了我的同事。现在大家都知道过去八个月来，你已经非常迅速地逃离了退缩的钳制，他们都认为现在你可以缓一缓，稍微休息一下了。

如果你觉得自己可以过来与我会谈，我会很高兴，因为我对你的观感改变非常多，现在我非常好奇想要看到你目前的模样。

祝 1988 年顺利。

温暖的祝福！

迈克尔·怀特

亲爱的保罗：

最近我又与你父母见面了。他们告诉了我你的近况。

我个人觉得与他们见面很有帮助，他们提供的信息很有用处。如果你还记得，我们上次的会谈让我对你的进展速度有点儿担心。我担心你也许超前太多。你采取了更多步骤来摆脱退缩。事实上，在某些情况下，你已经完全摆脱了退缩。我听到之后吓了一跳，因为在某些方面，我认为你也许只是暂时离开退缩而已。

先前我只能大概揣测你的新作风，直到最近才能更了解你这些做法的重要性。我开始明白这些步骤都是真实的。

现在我知道，你一直决心要离开退缩逼迫你挤进去的小角落。你最近的进展让我觉得你越来越稳固。我希望你能了解，我会不放心，是因为我有点儿被抛在后头的感觉。

我与我的同事谈这个情况（仍然没有提到你的名字），他们想要更了解你，对你的生活感到非常好奇，想要知道你是如何在过去几个月有这么大的进展的。他们想象你如何鼓励自己，如何阻止了退缩的发作，如何超越一切的期望。我很抱歉无法满足他们的好奇。如果我们将来能碰个面，你也许会想要听听这些疑问。

有一位同事认为，也许我自己太超前了，我应该压抑住自己对你进展的欣喜，而且要警告你应该慢一点儿。我说你父母提供的信息显示，你目前的进展很符合你的需要，我认为他才应该要冷静一点儿，你觉得呢？

我很期望能听到更多你的消息。

祝好！

迈克尔·怀特

亲爱的萝丝与哈瑞：

我很高兴能与你们讨论保罗的进展。我正在写信给保罗，决定也给你们写一封。

我觉得你们对保罗重新发现自己与生命的描述非常令人耳目一新。我了解这是很深刻的体验，看到儿子失去未来，也几乎失去他自己，然后又看到他拥抱新的生活与新的未来。正如你们所说，很难找到适当的字眼来形容这种喜悦。

在你们赞赏保罗的成就的同时，可能容易低估自己对他重燃生机的贡献。我不赞成你们这样子，因为我相信任何人所采取的步骤都应该清楚展现给自己。

这一切进展不算顺利。有时候你们以为保罗在动摇，看似后退了一步。这时候你们不容许自己受到他好像后退了的遮蔽，你们拒绝与他一起沮丧。这反而能支持他反抗沮丧。你们所做到的，对任何处在相同情况下的父母而言，都是相当困难的。保罗开始走上新的生命方向，你们必须压抑自己的兴奋，免得超过了他。有时候，就算你们暂时屈服，也会很快被觉察，立刻回到他身后。这时候你们也要避免自我责难。

最近，经由你们的允许，我在一次研讨会中播放了我们会谈录像带的片段，有许多治疗师参加了这次研习，大家都非常感兴趣。他们听到你们生动地描述自己的经验，感谢你们愿意与他们分享。

当时有许多热切的看法与问题，多得我无法一一记录：你们在帮助保罗时如何了解什么才是有益的观念；你们如何应付亲戚与朋友的压力，要你们放弃新的做法，而去采取他们认为自然的方式；还有你们有什么样的心得，可以帮助像保罗这样的年轻人，能够传授给处在同样情况中的父母。

你们不用回答这些问题，但也许愿意加以思索。我期待下次与你们的会谈。

祝好！

迈克尔·怀特

....

保罗的生活进展并非我们会谈的唯一重点。萝丝与哈瑞提出了生活上的其他问题，并采取很多步骤来对抗这些问题。他们觉得这些步骤能解决问题，于是发展出关于身为父母的新故事，对保罗摆脱退缩产生了更多希望。但到了某个时候，他们必须采取似乎很不自然的做法：努力压抑自己的希望，以免超过保罗。他们成功地站在保罗身后，让他能够接受询问"关于准备程度的问话"。

在十个月内，保罗一步步摆脱了退缩，开始尝试回到学校，与一位同学发展亲密的友谊，有了社交生活，面对新的未来。家人都对他比较放心，能够重新拾起因为他而停滞了一段时间的生活。

• • • 招揽更多听众

有时候我（迈克尔·怀特）寄信是为了摘要出来访者生命中可见的新发展，以及伴随新发展而来的领悟。当特殊意义经验所产出的新意义似乎仍显单薄时，新故事很可能有落入旧故事阴影的危险，以致来访者无法察觉。

接下来是这类信件的实例，关于我与玛琳、迪克的会谈。玛琳 27 岁时被介绍到一家州立精神疗养院的家族治疗科，当时的她已有九年的忧郁、焦虑、神经性厌食症、暴食与其他自我虐待的病史。其间，她接受过多种治疗，包括住院，其中还有强制住院的拘留。

我们与玛琳首次会谈时，她非常虚弱、消瘦，我们很惊讶她还能活下来。她身高 1.78 米，体重却不到 40 公斤。她不肯坐下来，只愿靠在会谈室的角落。在整个会谈过程中，她不断绞扭着双手或用手臂抱住身体，显然对这次会谈很焦虑。她不发一言，肠胃不时发出声响。我们真不知道迪克是怎么说服她来参加会谈的。

玛琳的救星迪克提供了一些背景资料。玛琳在童年与青少年时期遭受过多次心理与身体的虐待，其中包括暴力的性侵害，大多是由她父亲所犯下的。还有一位邻居与她的祖母也做过伤害她的事，她母亲将部分原因怪罪于她。她总是被当作废物看待，她的父亲也以行动表现，说必须靠体罚才能革除她的劣根性。

玛琳在 17 岁时罹患厌食症，24 岁时嫁给迪克。她是通过笔友通信认识迪克的。迪克非常关心她，相信自己能够帮助她。但是尽管努力尝试，他发现玛琳的厌食、忧郁与焦虑实在过于强大。

我们进行了几次会谈，找出了驱使玛琳自恨的元凶，自恨得到了外化，效果也被绘制出来。玛琳与迪克的一些特殊意义经验也被确认。在几次会谈中，玛琳依然没有坐下来。到第二次会谈快结束时，她开始对迪克耳语，然后由迪克转述给我。

这些特殊意义经验显示玛琳开始摆脱父亲对她的影响。于是自恨慢慢动摇。我们的通信摘要了这些进展，鼓励她进一步使特殊意义经验产出意义。

可是，迪克突然打电话取消了下一次会谈，说玛琳不想再参加了。她认为这是在浪费我们的时间。我说，我们不这样认为，但玛琳听不进去。

两年后，我打电话追踪情况，与迪克谈了话。玛琳还活着，但情况很不好。

她不肯接电话，我只能请迪克代我问候。翌日，迪克打电话来说，玛琳表示愿意回来接受咨询。我很高兴，立刻安排时间见他们。玛琳看起来仍然很脆弱，但在会谈时总算愿意坐下来一会儿了。我问她为什么中断了当初的会谈，现在又为什么想要重新开始。

她的回答仍然由迪克转述。她说，她觉得自己"不值得"接受治疗。我担心是否因为我说了什么话使她不舒服，请她要告诉我。但我误解了她的话。她的意思是，她认为自己是"废物"，不值得我们关注。

现在玛琳觉得自己应该接受进一步的治疗，加上她容许自己坐下来，这表示取得了重要的进展。我鼓励迪克与玛琳告诉我，发现玛琳采取了何种进一步的步骤来摆脱她父亲对她的观感，并发展出更能够接受自己的态度。她能够坐下来就清楚地体现了这一点：她不再接受她父亲的想法，认为"她不值得坐在椅子上，因为她会把椅子弄脏"。我们重新会谈后，又过了几个月。下面寄给玛琳与迪克的信件说明了会谈的内容。

亲爱的玛琳：

　　我很喜欢最近与你的会谈。事实上我很高兴看到你采取行动对抗自恨与厌食。这封信说明了我们的想法，也包括了我们所好奇的一些问题。

　　我们发现你越来越对自己的生命感兴趣。你开始关心自己，而且第一次开始相信有权利拥有自己的生活与未来。

　　这让我们知道你已经削弱了自恨。我们也知道现在你比较少攻击与否定自己了。你现在有能力站在自己这一边了。

　　听到你能够摆脱你父亲与你祖母对你的看法，真的是很好的消息。你受了那么多为别人而活的训练，听了那么多否定自己的言论，现在你能够否定你父亲与祖母的态度，真是很大的转变。

　　（1）你是如何做到这种摆脱，而没有感到内疚、没有给自己道歉、没有折磨自己的？

　　（2）你重新认可自己后，对自己身体的观感有没有发生改变？

　　（3）你是否觉得这种改变减弱了其他人在过去对你身体的侵犯？

　　请不要认为你必须回答这些问题。但是如果你愿意思索，愿意与我们分享，这将有助于我们了解。

　　削弱了自恨后，我们看见你已经开始了崭新的生活，全然有别于过往，这个新历史将走向新的未来。

　　我们很期望再见到你，了解你的进展。

　　祝好！

迈克尔·怀特

亲爱的玛琳与迪克：

　　我们很高兴能在 12 月 22 日（星期四）与你们会谈，你们大概会想看看这次会谈的摘要。玛琳，我们都很清楚上次会谈后你有了长足的进步，虽然你自己并不了解进步的程度。你已经摆脱了早年你父亲与你母亲对你进行的许多训练。现在你开始探索新的方式来成为你自己。

　　你一直抗拒着隐藏感受，抗拒着其他人为你做主。你发现了许多方法来表达先前受到压抑的情绪，找到了自己的声音来表达想法。你在会谈快结束时让我们注意到了你自己的风格。这证实了我们对你进步程度的猜测。我们很期待能听到更多关于你的进展的消息。

迪克，我们很佩服你能够明白代替玛琳思考是多么危险的一件事，也很佩服你很快就能辨认出未来如何拒绝这种引诱。如此你将能够帮助玛琳成为她自己。我们也看到，对玛琳表达的她的情绪与意见，你能超越你所感受到的不舒服，你能了解这是她的生命中以及你与她关系上的重要突破。

正如玛琳的"花园"长出了新生命，你们的关系和生活也有了新的进展。

我期待再次见到你们。

祝好！

迈克尔·怀特

亲爱的玛琳与迪克：

我们很高兴上周四又见到了你们。这封信摘要了我们最近的两次会谈。我将分别予以描述。

倒数第二次会谈

在会谈中，我们发现玛琳与迪克的生活有显著的进展，他们的关系也大为改善。

玛琳发现自己的声音更有力量。她能够更直接、有效地对迪克表达自己的感受与想法，并且很喜欢这种发展。如此，玛琳开始认可自己，找出什么适合自己、什么不适合自己，自己喜欢什么、讨厌什么。

这让我们知道玛琳更信任自己，更看重自己的想法。她再度对食物与园艺有了兴趣，说明了她的生活又有了活力。玛琳也开始"感觉内在的女性力量要展现出来了"，她对此蛮高兴的，但也怕会让迪克对她有性的期待。

从迪克方面来看，他发现自己要对抗代替玛琳思考的习惯。事实上，他已经减少了这种习惯25%的影响，开始更重视玛琳的体验，进一步发展自己的聆听技巧。

迪克在摆脱旧习惯、提升双方关系的过程中，体会到自己具有从未想到的弹性。迪克显然有更多力量来改变自己的生活。

玛琳与迪克的关系已经不再受沮丧控制。摆脱沮丧，他们就能看到新的沟通，以及解决问题的进展。

在这次会谈快结束时，迪克与玛琳同意此时不宜躁进，不要太快发生亲密关系，同意他们都要禁欲，直到觉得完全准备好了。

前次会谈

玛琳与迪克于治疗时说明的进展让我们都很惊讶。虽然我们预测他们会采取一些新的行动，但他们在这几周内的进展远超我们的预期，我们需要花很多时间才跟得上他们。

他们更能公开讨论歧见，而且还没有发生过严重的争吵。我们都认为这反映了他们在解决问题上更大的进展，关系更加平衡。现在玛琳感觉自己对迪克有帮助，迪克也接受了玛琳的支持。在讨论迪克最近工作上所承受的压力时，这种情况更明显。

玛琳采取更多步骤成为自己，尽管她母亲感到不太自在。这些步骤让我们了解到玛琳已发展出自我接纳、摆脱自我否定。这些行动也反映出玛琳现在觉得自己有快乐的权利。

我们发现迪克也把他的倾听技巧用在其他方面，他觉得比较容易检讨自己与玛琳的经验。他也进一步摆脱代替玛琳思考的习惯。迪克明白这些做法的好处，说他认为他们"现在度过了艰难期"。

我希望这些摘要正确描述了我们前两次的会谈。我们很期望再与你们会谈，也许我们能进一步赶上你们生活的进展，你们对自己将有更多的新发现。

祝好！

迈克尔·怀特

....

玛琳很重视这些信件，反复读了许多遍。她自己也写了回信，描述她在童年与青少年时所受的虐待。

虽然玛琳仍然觉得父亲对她有影响，但她很高兴能够削弱这些影响。最近她首次拒绝了母亲的要求，而没有被内疚所折磨。她也不再称自己为"废物"，不再自残。她开始吸收较多的蛋白质，以更有力、更直接的声音表达自己。

迪克与玛琳在彼此的关系上有相当大的进展。他们更完整地沟通彼此的冲突，也更亲密地聆听对方的经验。

我们继续进行治疗。我向玛琳与迪克提起我打算在书上简短地描述他们的经验，以及做一些信件摘要的想法，他们觉得这是个好主意，因为他们感觉自己在努力挣脱自我厌恶的影响的过程中是如此孤独。出版这些经历能够帮助他们进一步摆脱自我厌恶所带来的桎梏。他们也觉得，公布这些细节可以帮助其他同样在奋斗中的人了解自己并不孤单。

所以各位读者现在也成为迪克与玛琳的新意义与新故事的听众，并有助于这个新故事展开新的延续。如果玛琳与迪克也想要知道你们的经验，你们也可以协助扩展这个新故事。你们也许准备把你们对他们奋斗的响应写信告诉他们。他们会很高兴得到这些响应，只要你们别期待他们的回信。他们很清楚需要把所有精力都放在眼前的事物上。

自己的故事

我（戴维·埃普斯顿）常邀请人们写下自己的故事。通常用意是使他们的故事能被其他人得知。我使用许多不同形式的媒介：录像带、录音带、证明文件、各类型的故事、私人信件，还有电话。这类记录的叙事结构通常都是"成功"的故事，而不是许多心理治疗叙事中的"悲惨故事"（sad tale）。

如果来访者能够呈现关于现况的观点，显示正向的个人特质，那么可被称为"成功"的故事。如果来访者的过去与现状都非常悲惨，那么他最多只能说明这不是他的责任，这里就可用"悲惨故事"来形容（Goffman，1961：139）。

写出"成功"的故事能改变来访者或其家人与问题的关系，以及来访者或其家人与治疗的关系，它还具有凸显来访者问题的效果，如果问题再度浮现，他们能够对他人或自己提供咨询。这些记录在帮助来访者自我咨询的过程中极有价值。我先前出版了一个例子，与 N 一家一同使用这类记录（Epston & Brock，1984），他们家的一个孩子有很难应付的进食问题。

N 一家同意用录音记录解决问题的讨论，以提供给有类似问题的家庭参考（关于该录音带的评论，请参看 Meadows 的相关著作，1985）。

当有类似问题的新家庭进行首次会谈后，他们将得到这卷录音带作为参考。这通常会带来非常有力的影响，问题通常在几次会谈后就消失了。

然而，N 一家后来在三次遇上危机时前来求助：母亲再度怀孕、母亲住进医院、母亲返家。每一次，我们都建议家人聆听自己的录音带。除了这三通电话之外，我们没有其他接触，问题也都迎刃而解了。参考其他人的"成功故事"或证言，具有戏剧性的效果，我不停地以各种媒介扩充记录的收藏。以下是一些例子。

• • • 杰瑞

杰瑞 10 岁大，已经是个小惯偷了，被送到许多"婶婶、姑姑"家生活，很快就故态复萌，每次都不成功。杰瑞接受叙事治疗后，重新得到诚实的美名。

杰瑞选择用诗来写他的"故事"：

青蛙佛雷迪

青蛙佛雷迪是个贼。
他也不诚实。
他的家人很困扰，
充满哀伤。
没人知道该怎么办。

一天他被送到青蛙诊所，
那里充满了善意。
他们帮助他变得真诚。
也停止了他的偷窃。
因为诚实是最伟大的一件事。
佛雷迪受到信任，
家人也不再悲伤，

佛雷迪让大家都很快乐。

我了解佛雷迪。
我以前也像他一样。
一直在惹麻烦。
但现在我已经好多了，
我会尽力快乐，
就像其他人一样。

....

• • • 丹恩

　　我（戴维·埃普斯顿）见到 9 岁的丹恩与他父母时，他的小弟弟布雷迪才刚出生 10 周。丹恩的脾气一直是个问题，现在变得更糟了。他在学校行为失控，无法忍受任何调侃，总是以暴力反击、咬人。经过几次会谈后，丹恩开始控制住自己，他的父母在其他子女入睡后，为丹恩准备了"特殊时间"。但是当 6 岁的弟弟罗根与布雷迪必须短暂住院时，丹恩又开始发脾气了。我们进行讨论，很惊讶先前的会谈对丹恩的帮助。大家都认为可以再次尝试。于是丹恩在我们的要求下写出他的故事：

....

注意的重要

　　以前有个小孩叫约翰。约翰很坚强，因为他受到许多人的注意，去过许多地方。一天他开始变得虚弱，因为他母亲生下了小婴儿提姆。他母亲与父亲对他的注意有所减少，于是他开始闹起情绪。

　　他开始攻击与伤害其他人，却又感觉抱歉，但是他不会向其他人道歉。他也开始乱发脾气，不想帮人做事，做任何事都希望有钱拿。他母亲与父亲受不了他只希望别人帮他做事，而不帮助任何人。现在提姆已经 2 岁大了，于是约翰的母亲与父亲又可以注意到约翰，带他去更多地方了。约翰又变得坚强起来，停止攻击与咬人。于是他母亲与父亲说："你可以请朋友来喝茶。"因为他停止了发脾气。

约翰觉得更快乐与成熟了，他知道只要有人关心他，他就能继续坚强。

....

• • • 采取新的主动权①

13 岁的杰伊因为头痛与腹痛的问题，被小儿科医生转介给我们。最近他在床上躺了三周，头痛得无法下床。从某种程度上来看，杰伊对生活没有什么耐性，于是"被情绪所控制"，在家里与学校里受到打扰时，都会大发雷霆。他故意一直躺在床上，做着白日梦。他越是退缩，其他人就越是受到邀请进入他的生活，替代他取得主动权。无疑，杰伊是个很能干的孩子。

治疗小组成员包括索哈·干多米、莱丝莉·麦肯、华利·麦肯锡、林赛·汤普森、崔西·迪维莉、克里斯·华林、路易丝·韦伯斯特，大家阅读了病历，写了以下信件给杰伊和他 11 岁的妹妹玛蒂，与他的父母布莱尔及贾尼丝。

....

亲爱的贾尼丝、布莱尔、杰伊与玛蒂：

杰伊，我们都很担心你。我们都是成年人，了解生活并不容易，但我们觉得你刻意退缩的习惯，使你陷入了一种"二手货"的生活，由你的父母为你主导。但是你这种年纪的孩子，是不会真正想听从父母的指示的，尽管他们有很多好点子。我们觉得，你大概是想要"靠发现来学习"，但我们必须警告你，这比"靠指示来学习"要困难许多。我们不明白的是你为何靠退缩来欺骗自己。难怪你如此挫败，你必须知道，你的生命正在流逝，因此会感觉情绪化与被动。林赛认为你的创意受到压抑，也担心你的父母与妹妹如果不觉察，就落入"同病相怜"的陷阱中。我们可以预见，你们全都开始退缩到不可能达成的期望中，觉得迎合杰伊的情绪就能够帮助他。这种做法也许会让你的家庭受到伤害。哈克尼斯家越是屈服于情绪化，杰伊越会感觉生命流逝，而非由他所主导，由他自己来发现生命。

我们对以下的问题都有同样的看法：杰伊是否有能力？虽然我们还不

————————

① 本部分由杰伊·哈克尼斯(Jay Harkness)与戴维·埃普斯顿共同执笔。

清楚，但杰伊对付头痛的方式显示了他的能力很可观，只需要一个方向。我们无法回答，且彼此争议的疑问是：杰伊是否准备好了？

路易丝认为事情还会恶化，然后杰伊才可能开始引导自己的生命，而非任由情绪所误导。我问她能提供什么建议，她建议买个好床垫。她说，如果杰伊要睡着长大，那么还不如舒服地进行。基于以下的理由，每个人都为这个建议而争论起来：

（1）如果你（杰伊）成为李伯大梦（美国民俗故事，李伯一睡五十年才醒来）中的角色，你是否能及时醒来？

（2）林赛担心你的创造力因此而夭折。

（3）你父母将耗费所有精力来为你提供第一手的生活。贾尼丝与布莱尔，大家都同意第一手的生活要比"二手货"的生活更好。

为了证明你已经准备好了，杰伊，我们的治疗小组有以下建议：从现在到下次会谈之前，如果你准备好了（我们想再次强调，我们小组都相信你有这个能力），你将主动朝自我肯定（而非自我否定）的生活方式前进，不需要靠你父母来提供指示。例如，自己洗碗而不需要别人要求。杰伊，你要写下所有这些主动步骤，不要让父母知道。贾尼丝与布莱尔，你们也要暗中记录从杰伊身上观察到的行动。

崔西想要告诉你们，最近她读了爱因斯坦的自传。她说，爱因斯坦的父母要求他做家事时，他绝不会找借口推托。

杰伊，你也同意要开始写故事，说明你是如何决定反抗"二手货"的退缩生活，而选择自我引导与发现第一手生活的。

我们都很期望再次与你们会面。

祝好！

戴维·埃普斯顿

我们在两个月后会谈。接下来是治疗小组的摘要：

亲爱的贾尼丝、布莱尔、杰伊与玛蒂：

我们整个小组都跟布莱尔与贾尼丝一样惊讶。杰伊，我们知道你有能力，只是不确定你是否准备好了，我们当然更没想到你的速度可以如此之快。现在你的生活仿佛是百米冲刺。杰伊，你显然回家好好思索了一番，得到了自己的结论，然后就迎头赶上。小组成员都很高兴我录下了会谈的录音，我们都感觉跟不上你的进度。不知道是我们老了，还是你太快了。生命是一场马拉松，你需要储备能量才能跑完全程，不能像跑百米般冲完整个生命。如果你不控制自己的步伐，小组成员担心你会受不了压力。这不是说你没有长足的进步。如果你没有决定扭转方向，现在一定会碰上麻烦。我们建议你考虑比较温和的步伐，让自己可以进行长跑。但莱丝莉提醒我们，她觉得你已经开始这么做了。她说："他虽然开始得很猛烈，但现在已经找到了自己的节奏，比较能够维持舒适与持久。"我们思索了她的话，最后同意了她的想法。莱丝莉还认为，你有时候会跑得比较快，有时候比较慢，直到你发现最适合自己的速度。如果你偶尔让自己过于劳累，她也不会意外，她相信你总会找到正确的方式。

我们也承认，你在时间管理上已经成为一个小专家，不知道这是否可以当成你未来的职业方向。

我们小组想要拨出时间来读你的《浪子回头日记》，只等你送过来。我们有些人希望能够更有效率一点儿。路易丝也想告诉你，她很高兴你没有去买个好床垫。

祝好运！

戴维·埃普斯顿

我们给了杰伊一卷会谈的录音带，帮助他写出他的《浪子回头日记》。四个月后我收到了以下的信：

我已经主动采取了新的做法。在今年下学期过了约一半的时候，我明白了自己是在浪费生命。我参加了很多活动，泛舟、骑马、进入写作班与天赋儿童班、参加校队、学柔道等，但都是别人要我去参加的。

例如，我需要父母来接送我，以及鼓励我参加。在这些活动之间，则是一段时间的颓废，我只能靠自己。我有很多好点子，但缺乏基本的动力。

基本上，我成了所谓"情绪控制"的奴隶！因为有太多干扰，日子白白流逝。例如，放学回家后，我会看电视、读杂志，等到应该要做功课时，总是被打断，如被电视节目打断。我无法应付这些干扰。我自己也明白，于是感到挫败，挫败很快就变成愤怒，我发泄在其他人身上。我的愤怒以及发泄在他人身上的情绪使我在学校受到排挤。我在家中也爱发脾气，然后就是"故意退缩"——花很多时间却什么都不做。

这对构思计划很有帮助，但最后也使我备受挫折，因为我无法完成这些计划。

我不熟悉这种状态。我在中学二年级时变成了这个样子……是什么造成的，我也不知道。

但答案很快就变得明显——规律。若检视问题的核心，就会发现我像一只羊一样，从一块草地换到另一块草地。我很早就明白了这个问题，但没有采取任何行动，直到 7 月 21 日——也就是来到莱斯利中心的那一天。

我突然明白自我提升并没有省力的快捷方式，必须以困难的方式进行。我重新规划了自己一整天的时间。例如，本来准备上学要花两个小时，我设法减少到只有十分钟。对其他日常活动也是如此。然后我开始增加其他活动的时间，像是慢跑、骑单车等。我花了一些时间才完成，但效果很好。结果是我的创造力大为改善，同时也找到了应对的方式，且可以不受时间因素的干扰。

于是我变得不再发脾气、比较包容，也不大发牢骚。有时我会被事情激怒，但不会压抑，而是以有技巧与控制的方式发泄出来。我也学会更为严格的自我要求，花更多的时间把事情做好。

最好的是，我与其他人相处得更好，也更快乐。我学会了用新的方法来对付以前的干扰，如果出现了问题，解决的方法之一就是写下来。在一张纸上写下问题，然后在另一行写下解决方案。虽然我了解要怎么做，但写下来后会觉得更可行，就像是踏出问题之外，以旁观者的角度来看问题。这种做法很有帮助。

完整规划我的时间，采取哲学性的方式处理事情，让我能够彻底运用每天的时间，有更多时间写作、绘画与泛舟，以及做以前做不到的事情。现在我为自己制定了研究计划，在学校的表现也有进步，写出的报告比之前好很多。

现在我很骄傲地说，我完全在享受生命。我变成一个更强壮、更明确、更成功、更积极的人。最让我高兴的是，虽然听起来像某个教派团体的夸张宣传，但我知道这一切都掌握在我自己手中。

杰伊·哈克尼斯

• • • 成为自己的顾问

崔西玛丽打电话给我（戴维·埃普斯顿），那是在我首次和她家人会谈四年之后。现在她 20 岁了。她说过去三个月来陷入沮丧，无法挣脱。我很容易就想起她，因为她是我最有价值的"顾问"（consultants）之一。她的咨询是一封提供建议的信，她允许我可以给其他有相同问题的人阅读。她的信件如下：

....

嗨，

我叫崔西玛丽，我也有跟你一样的问题，但戴维帮助我克服了。

我的父母很早就分开了，他们在一起时，我父亲会打母亲。他们分开了一年后，我父亲还是不停地打电话来，我开始晚上做噩梦，甚至失眠。

戴维帮助我停止了这些思绪，当这些思绪来袭时，就在脑中播放一段"快乐的影片"，就像是电影放映机一样。事前戴维帮助我制作了这段"影片"，随时可以播放。

我发现这个做法在前面一两个星期很有效，然后我就看腻了那段"影片"，于是自己更换了。

有时候我一个人在家，会想到不好的事，觉得我父亲跑来了（他曾经这样做过几次）。我在梦中会以心理与身体的力量对抗他，然后赢得胜利。当情况变得激烈时，我无法在心中播放"影片"，因为头脑会关闭，无法运作。我甚至无法阅读或听唱片。我只能打电话给一位朋友，或者可能的话，就离家外出。

除非开玩笑，否则我从来不与朋友谈到家中的问题。直到最近才与一位朋友讨论，而这对我很有帮助。我的人际关系因此而改善，因为我的朋友觉得被信任，能伸出援手。

现在我已经度过了对我父亲的恐惧与仇恨阶段，而且很久没有见到他了。我想对我很有帮助的是，我了解自己对父亲的恨意并没有错，他罪有应得。仇恨是一种人类的情绪，我们必须学习控制它，而不是让它控制我们的生活。

我觉得跟朋友出游是非常有帮助的。不要让内心的烦恼破坏了你的人际关系。我希望你有一个特别知心的朋友可以谈心。如果没有，请不要客气，打电话给我，我愿意聆听。好吧，我想这就是我要说的，希望你很快就会快乐起来。

许多的爱。

崔西玛丽

....

这么多年后我再次见到她，真是一大乐事。她说她再度成为朋友与家人眼中的"恶婆娘"，又开始感觉到强烈的不公平，因为她母亲的慷慨被18岁的弟弟提姆滥用。崔西玛丽不断地提醒母亲注意这种恶行，但母亲一直都不采取行动，反而说那才是"母爱"的表现。崔西玛丽会退缩回卧室，对提姆感到愤怒与恨意，满脑子想的都是"我好心痛"。崔西玛丽与她母亲走上不同的方向，"恨意"对上"母爱"，使她们之间持续发生争执，崔西玛丽"失去对母亲的尊敬，会顶嘴，然后掉头走开"，同时也"感到内疚，因为爱她"，然后她会"在心中与自己理论……我把对父亲的恨意转移到了提姆身上……内疚地说，也许我应该再给提姆一次机会……但我受够了。这就像是惩罚自己。我道歉后就离开"。我问她："你是不是要母亲在提姆的恶行与你的沮丧之间做出选择？"她点点头说："是的。"

我问起她的朋友。她已经在前一年高中毕业，但还住在家中，而她的七个好朋友不是出国，就是离开奥克兰到外地念书或工作了。我安排三周后与崔西玛丽再次会谈。

我找出了她的建议信，加上这张短笺。

....

亲爱的崔西玛丽：

我想我要回报你的恩惠。我想不出比你自己的建议还要更好的建议了。听取自己的建议，你就成为自己的咨询师，如此将使你的咨询更有分量。我想，可能是因为你的知心朋友都离开了，你不知道还有什么人可以推心置腹。你心中的恐惧就在这脆弱的时候卷土重来。

要是你的沮丧一直没有消退，请一再阅读你自己的信。崔西玛丽很清楚自己的看法。

祝你能找回应得的快乐。

戴维·埃普斯顿

....

崔西玛丽打电话来取消了我们下一次的预约。她说，她回家与"母亲讨论了一切事情"，这似乎解除了她对母亲与弟弟的担心。她说，她也开始对一群新朋友吐露心声。她的沮丧消失了。

● ● ● 摆脱"追求完美的诅咒"[①]

卡罗琳打电话给我，有点儿不情愿地告诉我她与丈夫托尼对 11 岁的女儿玛莉萨的行为问题感到苦恼的情况。这几年来，玛莉萨在家庭作业上花去过多的时间，现在已经到了几乎难以收拾的地步。玛莉萨要求自己每天做六个小时的功课，周末则要做七个小时。她做的一切都必须十分完美，并且要求卡罗琳督促。如果卡罗琳没有完美地参与，玛莉萨就觉得自己有权去踢或辱骂母亲来要求她。我（戴维·埃普斯顿）诊断出一种诅咒——"追求完美"。我说如果不去挑战，这种诅咒将是无期徒刑。我说我宁愿在监狱里坐五年牢，至少时间到了就可以出狱，但诅咒的无期徒刑永远没有解脱的一天。

我与卡罗琳、托尼、玛莉萨、9 岁的迈克尔与 4 岁的肖恩见面。每当卡罗琳或托尼想要描述他们的担心时，玛莉萨就会指正他们，直到我纠正她，很直接地告诉她，我想要听她父母的意见，而当我想要知道她的意见时，我会问她。从那时候开始，她几乎没有参与过我们的谈话。我提出了有关家庭作业的生活方式，以及这种生活方式所需要的支持系统，然后提出以下问题：是谁在推动这种有关家庭作业的生活方式，是谁在鼓励、支持以金钱维持玛莉萨的有关家庭作业的生活方式？我问卡罗琳，她是否受过仆役的训练，当时她无法回答。

在这次会谈的结尾，我们同意开展以下项目：托尼要准备一份声明，表示卡罗琳不需要再为女儿的功课负责，而他将视情况支持玛莉萨。他将与卡罗琳一起去公证这个计划。托尼将提供一份副本给玛莉萨，同时给她说清楚。

（1）卡罗琳要去中央图书馆，找一本有关美国历史的书，影印下《独

---

① 本部分由卡罗琳·史托里（Carolyn Storey）、托尼·史托里（Tony Storey）与戴维·埃普斯顿共同创作。

立宣言》。她将要自己视情况来改写这个宣言。

（2）托尼与卡罗琳每晚将秘密会商，讨论如何躲避这个问题。双方将轮流记录讨论的过程，然后在下次会谈前与我分享。

我们也讨论了这些行动所具备的革新本质，以及一场革命"绝不是一场晚宴"！他们向我保证已经准备好对抗家中的动乱了。

几天后，卡罗琳写了以下的信给我：

....

我们周五上午会谈后，直到下午三点，我才明白自己内在的仆役心态。我想告诉你：你一定不觉得新鲜，但这对我而言是头一遭！

简短地说，我是家中四个女儿中的老大，在农场中长大。我的父母都很忙碌，我总是觉得母亲很没有效率，于是担负起很多责任：两个妹妹比我小8~10岁，我常为她们做早餐、午餐，帮她们梳头发、缝衣服、清理屋子、照顾菜园……我甚至在她们上学前教导她们读书，大小事一手包办！我得到非常多的赞美。我母亲告诉她朋友："卡罗琳才是真正的母亲，她是我的好帮手。"所以这是我很擅长的！然后我当了九年小学老师——还是在当仆役。我学到了服务自己小孩的技术，我非常高兴玛莉萨对学校的课业如此感兴趣，所以非常支持她……而且托尼在去年以前都有酗酒的问题，从星期五晚上到星期天都在喝酒，不是醉倒就是宿醉未醒，所以我把所有的爱都放在孩子身上。在这方面我还有些问题，与托尼沟通时会感到不安——他会喝得多醉？我要怎么样才能使他回家？这是另一个问题。

朋友们也强化了我的仆役心态。谈到我们如何照顾孩子时，他们告诉我："卡罗琳，你真是个好母亲！"但愿他们知道我受了什么苦！

玛莉萨的老师在上学期的期末聚会时说："我非常满意玛莉萨的表现，请让她继续进步。"我还记得我的回答："问题是她停不下来，这才是我的压力。"老师听了后一脸茫然。你可以从成绩单上看到我必须维持的标准。

....

接下来是秘密会商的记录，卡罗琳与托尼同意公开出版：

....

13号　星期五

我没有跟玛莉萨谈到与戴维·埃普斯顿的会谈，她整天都在写作业。到了晚上七点，她仿佛突然明白了状况，她把我（卡罗琳）推到墙角，尖叫道："你不能签署那份文件。我答应你，只要你帮我做这个功课，我永远都不会再要求你了。"她非常惊恐，对我大发雷霆。我抓住她的手臂说："我会签，就是这样了！"我感觉想哭，但没有哭。稍后我还要去参加聚会，通常我会累得无法再面对其他人，然后打电话说无法参加。但是有几个朋友知道我的问题，想要了解我与戴维的会谈结果，我也觉得可以告诉她们实话（多年来我一直在隐瞒）。她们都很支持我，只要我想休息几天，玛格丽特愿意让我暂住在她的小屋。那天晚上，每个人都给了我很正面的意见。

我的想法是我终于跨出了第一步，事情会越来越好的。

我回家时，玛莉萨问托尼，她能不能睡在妈妈的床上，托尼说："不行，今晚我要跟你妈妈一起睡。"她回去睡在她自己的房间了。

14号　星期六

我刚醒来，玛莉萨就过来说："妈妈，你能不能带我去店里买硬纸板来做我的报告封面？"我说："我不会再帮你做功课了。"她说："哦，你还是可以帮我的。"我想，我可以说我要去办事，于是给了她钱，要她自己去买硬纸板。

迈克尔发了一点儿脾气，因为他想端着满满一碗粥走过看电视的房间，我说："不行，你会把粥洒到地毯上。"他不肯听话，还是走了过去。所以我把那碗粥倒进狗的饭碗中。迈克尔非常生气，咬了我一口，还拿文具威胁我，我打了他的屁股，他很伤心地离开了。他看了一会儿电视，然后骑脚踏车出去，看到有个朋友要去游泳池，他就跟着去了。迈克尔后来就没事了，一整天都很高兴。

托尼与我讨论如何让玛莉萨独自做功课，我告诉托尼，如果玛莉萨星期一没写好功课，我会很焦虑。在学校的恳亲会上，我听见老师说，如果逾期交作业，分数将受到影响。虽然我没有对玛莉萨表达这种焦虑，但是真的很困难。我想托尼应该检查她的进度，告诉她还有多少时间可以完成作业。托尼同意了。我让托尼与玛莉萨一起做作业，然后走到街角请罗德·韩森帮我写一份文件，解除我对玛莉萨有关家庭作业的生活方式所负有的责任，并把责任都交给了托尼。罗德非常乐意帮助我。

我回到家后，玛莉萨很不高兴，因为我事先没告诉她我要出去的消息。

我想我也就出去了一个小时而已。当我告诉她我是去找罗德时，然后，天下大乱了！她用言语与肢体攻击了我约一个小时之久："我讨厌大人。我愿意付出一切，只要你别签那份文件。只要别签，我保证一切都会变得很好。我讨厌我们去见的那个人。等我长大后，我要一个人住在一间大屋子里，养很多很多狗——没有任何大人。爸爸无法帮助我做功课——他太笨了。妈妈最能帮助我。我要去自杀。你不关心我。你不爱我了，你只关心你自己。"

实在很难，但我有内在的力量，绝不改变自己的做法。戴维说："你们准备好迎接一场革命了吗？因为这会是一场革命，而革命总是带有痛苦的。"事实是一点儿也不错！

15 号　星期日

我还没起床，玛莉萨就开始做功课了。她没有对我说早安，对我很冷淡，这是可以理解的，但我不介意——我有一些自己的空间了！玛莉萨自己做了玉米片粥吃，通常她会叫我帮她端过去，我总是因为怕她不高兴而照做……

昨晚一个朋友打电话给我，建议我可以去她的小屋暂住。玛莉萨听到谈话，对我说："你告诉全天下，好让你的朋友为你感到难过。"我说："不，我没有告诉全天下，有些朋友是可以分享所有问题的。"她没再说话。

玛莉萨用签字笔在厨房一处写了一句脏话，她真的非常生气。早上我用清洁剂把那句脏话洗掉了，尽管我知道这是她的工作，只要敲敲门，她就会跑下来清理。住在我们家的客人菲尔说他注意到她昨晚在试着清理。

所以到了九点多，娜娜敲门时，菲尔看到玛莉萨惊慌地冲入厨房，想要找东西遮住她写的字，菲尔很聪明地告诉她，他已经清理掉那些字了。

迈克尔问娜娜隔壁的橄榄树有多老。玛莉萨说："没有妈妈老。没有东西比妈妈还要老。"她恨死我了。我没有理会。娜娜责备了她。

我打算下午去拜访朋友，告诉玛莉萨我要出去。她说："我也要去。"通常我会同意，但我说："不行，我要自己去。"

我回家时，托尼与迈克尔在下棋，肖恩与邻居父子出去散步，玛莉萨在做功课。她一整天对我都很冷淡，但我不介意。晚餐后她又发了一顿脾气，我没有提起这个话题，她一直说："我不要你签那份文件。你破坏了我们的快乐家庭。我愿意把我的钱都给你，只要你不签那份文件。你可以卖了电视，也不要签那份文件。你破坏了一切。我不要再回去见那个医生了，我恨他。"她对我又骂又推又打，持续了约一个小时，直到托尼的女儿玛丽莲来了。玛莉萨冲回房间，没有再出来。我进去亲吻她道晚安时，她已经睡着了。

迈克尔也发了一顿脾气，他充满了愤怒，就像昨天一样，这次他要端着一盘烤豆经过电视房，我说："不行，洒出来会弄脏地毯。"他也攻击我，拿签字笔扔我。他没有再吃烤豆，哭了一阵子，上床时又很快乐。

16 号　星期一

玛莉萨在厨房对我说："你让我的肚子很难受。"我只是说："哦？"她又去做了功课，然后自己弄了早餐，通常她会叫道："妈，帮我弄早餐！"而我会顺从。这次，我去花园摘了芹菜与葱，为她的烹饪课做准备，也用卫生纸包了一个蛋。她拿起来放入一个容器，连声"谢谢"都没有。她要托尼送她上学，因为快迟到了——通常她会叫我送她！我说："要不要吻我道别？"她转身就走，几分钟后又回来吻了我，我也吻了她。

我写了以下回信：

亲爱的卡罗琳与托尼：

谢谢你们的记录。谁会想到你们这么快就有如此进展。玛莉萨的有关家庭作业的生活方式已经失去了主要的支持，我想你可以预期这对她的影响力也会减弱。那时候她才会开始与不强求完美的人交朋友。

卡罗琳，你在信中清楚地说明了你的仆役训练。我希望接下来的几周你能重新斟酌为他人而活的想法，考虑为自己而活。你的生命到目前为止都是在付出，难道现在你不应该得到回报、要求他人付出吗？

我要赞美你们在自己家庭中掀起革命的这份勇气。不，这并不容易，但要比你们预期的简单。还有，我可以保证，在新规矩下，你们的孩子会快乐许多。

保持联络。

祝好！

戴维·埃普斯顿

后来他们又寄来更多的秘密记录，还有卡罗琳改写的《独立宣言》。

16号　星期一

今晚玛莉萨独立做功课了。她在起居室里做，而不是像平常一样坐在饭厅的电视前。

她要托尼出去帮她买修正液。之前我已经告诉过托尼，如果她需要修正液、硬纸板或胶水什么的，应该用她自己每天四块钱的零用钱买。托尼说："我才不要在这个时候去商店。"那时候已经下午六点了，他才刚回家。"要花多少钱？"她回答："两块钱。""能用多久？"她回答："六个月。"想了一想又说："四个月。"事实上，她从二月起到现在就用了一整瓶。她没有继续提出她的要求。

晚上玛莉萨自己一个人做功课；她从五点钟开始就一直做，现在已经八点了，之后她一直做到十点才结束。

我们讨论周末全家人一起出去，不知道是否应该事先告诉玛莉萨，让她可以抽出时间。我想事先告诉她比较公平，但托尼不同意。他觉得这样过于迁就她的有关家庭作业的生活方式。

18号　星期三

昨天玛莉萨七点就起来做功课了，她自己弄早餐，走路上学。托尼给她买了修正液与一本她完成作业需要的杂志。托尼回家后，玛莉萨两次向他道谢。

我开车送她去参加课后的戏剧班，接她时她说大家都很难过，因为课程要结束了，她很喜欢戏剧班。

她从下午六点开始到十点都在做功课。托尼决定在房间里陪她。

玛莉萨给托尼看老师写给她的字条："不要为家庭作业这么做，因为你有点儿被困住了。"

我早上犯了一个错误，她昨晚要我早一点儿叫她起来，我在七点叫醒她，她说："我没时间吃早餐了。"

我们应不应该为她准备闹钟？托尼说："不，她要学习，如果想要早点儿起床，就必须早点儿上床。"今天他会与玛莉萨谈这件事。

19号　星期四

今天玛莉萨在电视机前做功课。迈克尔跟她一起挤在沙发上，不久就吵了起来。我告诉她，她不应该在电视机前做功课。于是她把作业带到走廊，跑到了迈克尔的床上。稍后卡罗琳去抽屉找笔记本，却发现不见了。她立刻知道是玛莉萨拿的。玛莉萨承认了，说她把笔记本都烧了。其实没有。她说："你们永远都拿不回来了。"她必须把作业拿回房间，因为迈克尔要上床睡觉了，于是我拿走她的部分作业说："等你把笔记本还给我们后，你才能拿回你的作业。"然后她说："我才不在乎作业，你们拿不回笔记本了。"我因为生气就打了她，这是反射动作，我应该给她机会想一想。后来，笔记本很快就出现在她的门口。我把她的作业还给她。后来她关上灯睡觉。卡罗琳与她好好谈了一会儿，玛莉萨搂了她。我与她亲吻道晚安时说："我很抱歉打了你。"她说："原谅你了。"

卡罗琳也把她的《独立宣言》寄来，日期是次月的六日。

当人民需要解决某个问题时，要先说清楚促使他们采取行动的原因。

人生而平等，拥有生命、自由、追求快乐的权利。当任何情况影响这些需求时，人们有权利改变与革除错误，以合乎安全与快乐的基础来建立新的制度。

当我的权利受到持续的侵犯时，我有权利与责任摆脱这些侵犯，建立新的平衡秩序。我一直耐心忍受我女儿的指使，后来决定寻求家族治疗师的帮助，来改变这种情况。

为了证明这种情况，仅提出以下事实：我自己只有很少的时间，因为我必须时时刻刻帮助玛莉萨做功课；我必须为她端上饮料与食物，这样她做功课时才不会受到打扰；我必须购买大量的纸张，因为在她追求完美的情况下使用了成卷的纸张；我必须负责确保她准时完成作业，接受评分；我必须捡起掉落的书籍；我必须花好几个小时帮助玛莉萨写作业，因为她必须维持好成绩；她放学后我必须前往三所图书馆，为她寻找正确的参考书。我对带玛莉萨外出会感到不自在，因为她无法放轻松，常常抱怨感到无聊，要求早点儿回家好做功课。我必须熬夜帮她写功课，然后早上起来安慰，因为她哭着说功课还没写完。如果我感觉不舒服，就会被她说她一直为我感到难过。我必须忍受她的攻击，忍耐她对弟弟的蛮横，只因为他不小心踩到她的作业，或碰到了她的椅子。我容忍她抱怨不喜欢我为她准备的食物："我不要吃这些三明治。你放进去的纸袋里有碎屑。"我必须不停地倾听她对于"妈妈"的要求。我必须忍受我的所有请求都被拒绝。要是花太多时间才达成玛莉萨的要求，我就必须忍受她的无礼，如我在后门打开的时候敲了前门，她就会用难看的脸色迎接我，还附带一句话说："你应该把钥匙放回窗台上。"我必须满足她对情感的要求，特别是当她发怒后要安慰她。我必须忍受她纠正我与朋友之间的对话。

因此，我在此宣布：我有独立、安全与快乐的权利，坚持多为自己着想，而不是服侍他人，让玛莉萨能从强求完美的诅咒中解脱出来。

卡罗琳·史托里

······························

我们约好一个月后见面。玛莉萨戴着太阳眼镜前来，决心不参与我们的对话，卡罗琳与托尼则很兴奋地描述在第一次会谈后这段时间所发生的事情。接下来是这次会谈的录音摘要：

······························

戴维：你呢，托尼？你觉得这场革命如何？这是一场很短的革命，是不是？两天内就推翻了家庭作业的生活方式。你的经验如何？

托尼：哦，我和卡罗琳一样。有几次我生了气，真的很生气，但几天后就过去了，事情开始变得不一样了。

戴维：你能不能描述给我们听听，让其他人可以借鉴？

托尼：我感到很气馁，就像是（听不清楚）……她改变了很多。

戴维：你能不能告诉我她是如何改变的？好让其他的父亲能够观察同样的改变。你看到了什么改变？是她的行为还是她的外表？

托尼：嗯，我想最近她看起来比较好，也不再那么具有攻击性，能接受事情，就像如果要求她去做什么事，她比较容易接受。整体来说，她的态度与行为都好多了。

戴维：托尼，你与卡罗琳现在不用为玛莉萨的功课而争执了，你们的关系变得如何？

托尼：我们的关系比较好了。

戴维：一定有很多紧张的时刻……

卡罗琳：我与托尼会起争执是因为当他想要阻止我过度参与时，我会认为他在干预。

托尼：是的，我们会以争吵收场。

戴维：我想，这就是有关家庭作业的生活方式的影响——使父母对立。现在你们不再为家庭作业习惯而对立了吧？

卡罗琳：托尼一直要我一起做一些事情，如要我去看某个电视节目。

戴维：所以托尼想要卡罗琳参与他的生活？

卡罗琳：我还不习惯，所以会有点儿疏远……过去几个月我都没时间听托尼说话。我太累了。

戴维：你是否觉得现在卡罗琳与你的关系可以亲近了，这会让你在某种层面上比较能够脱身于玛莉萨？

托尼：是的，我们现在比较轻松了。我是这样认为的，你呢？

卡罗琳：是的，好多了。

戴维：告诉我，写出你的《独立宣言》，是否有助于你的成功？

卡罗琳：我觉得阅读它比写它还有帮助，因为我会思索，所以很有帮助。我不知道自己写得好不好，但我觉得写下那些事情对自己很好，所有促使我来找你的那些原因，都能使我回忆起那些事情。

卡罗琳与托尼也幽默地提供了一篇文章，名字是《拜托，先生……我尽了全力》，由《新西兰先锋报》（*New Zealand Herald*）的桃乐丝·科普所写：

稍后就有了家庭作业。父母是多么喜爱家庭作业：带孩子去图书馆，查询百科全书，寻找图片与数据。"你儿子的上一次作业，你帮得如何？"这是子女在同一个班里上课的父母的共同话题。"哦，我们得了一个甲。""很好。我们只得了乙加，但我这个星期开了太多会。""嗯，我要卡尔请求延后一周交作业，因为我感冒了。"只有最粗心的父母才会让他们的孩子自己写作业。

他们觉得其他家庭也许会觉得这篇文章有用处，后来果真如此。我在一个月后打电话给他们，得知玛莉萨不再为读书、写作业而感到烦恼与愤怒。她和弟弟之间没有进一步的问题。卡罗琳发现很难克服自己的操心，但现在很后悔没有早点儿采取行动。玛莉萨已经不再抱怨她签署了"那个玩意儿"了，卡罗琳想不起自己最后一次抱怨是什么时候了。卡罗琳与托尼的婚姻关系也有所改善，现在全家人能够一起外出了，一个月来已经出去过两次。

数周后，经过一些讨论，卡罗琳同意担任琼斯夫妇的顾问。卡罗琳与琼斯太太约时间见面，告诉她关于他们家中的革命（Epston，1989）。 九个月后，卡罗琳做出以下摘要：

．．．．．．．．．．．．．．．．．．．．．．．．．．．．．．

现在很难回想起玛莉萨以前有多恶劣……事情有多糟糕。很难想象现在是如此不同。她仍然会做功课，但已经不在乎是否做得完；以前在夜里十一点之前我根本无法叫她上床，她会在翌日七点钟哭着醒来。现在她已经不再紧张，与弟弟也成了好朋友，常常坐在一起谈话。他们能够如此融洽，是因为我对玛莉萨采取行动，我带他们来见你。他们的友谊逐渐得到了发展。以前玛莉萨对我与她弟弟都充满恨意，如果功课没及时做好就怪我，无论她弟弟做什么都会被骂，然后她又把恨意转移到她父亲身上，但现在都没事了。现在她会接受现况，而不会辱骂我……过去我如履薄冰。现在的她很不一样，更轻松自在，也更外向。她结交朋友，到朋友家过夜，也去参加学校的露营。以前她不会这么做，现在她开始迎头赶上过去这些年来错失的所有游乐时间。现在她是个正常的女孩，显然快乐多了；以前的她充满担忧、爱哭、乱发脾气，耗尽力气，现在的她不再对自己这么苛刻。以前的她觉得自己什么都不够好，现在的她则停止过度地清洁自己的脚与拖鞋。一切都停止了。我感觉很棒。刚开始的几天很困难，但很快一切都轻松多了。现在我可以面对生命中的其他问题了。这是很有净化效果的一年。我以前躲藏在玛莉萨的问题之后，很怕外出，因为她会在公共场所踢我，急着要回家。现在情况完全改观了，她想要待在外面。

托尼与我的关系也大幅改善。我们以前会为玛莉萨的问题怪罪彼此。现在我会向朋友求援，以前我只会躲避她们。

．．．．．．．．．．．．．．．．．．．．．．．．．．．．．．

卡罗琳也把她的关切告诉了学校。结果当学期结束举行颁奖典礼时，玛莉萨被叫上台，她获得了一个特别的奖，鼓励她"虚心地参与课程活动以及关心同学"。玛莉萨很谦虚地接受了这个奖。

反对性文件

文件是个载体，依据某一专业建立的道德标准来展现作者的价值。因此，文件不仅塑造了主体的生命，也塑造了作者的生命。

如果这个世界里的语言真的在界定和建构人的过程中扮演着重要的角色，如果文字真的在这方面起了很大的作用，那么，我们就必须仔细考察现代文件及其在重新描述人们的过程中所扮演的角色。

当代文件的通行性和优越地位反映了一个事实——大家越来越依赖用文件来判定人的价值。例如，在求职时，标准做法就是求职者先准备好文书数据，提供给资方审核，然后才是面谈。如此一来，资方是以文件审核而不是直接接触来判断求职者的价值的。由此可见，文件在许多情况下对人们生活的影响可以说是"先于人，甚至阻碍人的"。

在专业领域，文件可以达成不同的目的，而不是只能呈现文件及其作者的主体和"自我"。大部分专业文件的主体都是在人接受评估或不得不接受评估时形成的，文件的作者则擅长使用某种专门知识的修辞。在某一领域中，一些描述性词语被发明出来，大家也公认这些词语是这个领域的资产。文件的作者则任意使用这些词语，把文件写出来。这些描述性词语"定义"了文件的"主体"。

这些文件可以独立于作者及其主体存在。哈尔(Harre)在研究精神医学中"档案会说话"（file-speak）的做法时发现，精神医学文件其实就是精神医学档案，它自有它的生命："档案存在于社会中，有一道穿越社会的抛物线。这一道抛物线很快就会使档案扩大到主体本身之外。"（1985：179）

档案的生命通过"重新誊写"（retranscription）的过程得以延续，人们的生活经验经过修饰被转移到专家知识领域。人的语言在这里被转变成"正式语言"（official language），人们以日常的语言对问题所做的描述被转变成正确的诊断，从"觉得很痛苦"转变为"表现为极低的情绪状态"，一直到再也看不到最初呈现的状况。哈尔研究了这个"重新誊写"的过程中的两个步骤，也就是专业工作者之间互相通信讨论病人情况的步骤后发现：

……重新誊写的两个过程嵌进档案的抛物线之后，形成了一种"分散"。（人）抱怨的意义随之消失在这种分散中。经过这两个步骤，如果再回到人们的语言描述中，便很难再找到当初人们抱怨的轨迹。（1985：179）

当代文件除了在重新叙述和呈现文件主体方面扮演这样的角色之外，还在很多状况下扮演了更重要的角色，那就是呈现作者的自我。文件由一套词语塑造而成，这套词语将在读者心目中留下"作者在某一状况下……

的性格与道德感"的印象(Harre，1985)。因此，文件是个载体，它依据某一专业建立的道德标准来展现作者的价值；文件固然塑造了主体的生命，也塑造了作者的生命。

在科学学科中，专业词汇制造出"作者拥有客观而独立的观点"的印象，并由此体现作者的价值。在这里，展现"诊断上的敏锐"和相关事实的充分知识，如对问题进行精神医学性的描述，是建立作者"荣誉"的最重要的机制。这种机制对在医学界树立地位而言非常重要。

应用档案对人进行重述并呈现作者的道德价值绝不仅限于精神医学。根据福柯(1979)的看法，所有的学科都有一些"呈现自我"的必要条件。所有学科的兴起和成功都是由这些"评估"（正常化的判断）和记录对人进行压制所致。

他研究将不良身份加诸某些人身上然后把他们隔离的历史，还提到了"实行区分"（dividing practices）或"实行排斥"（practices of exclusion）的出现。在这种分析的启发之下，我们可以思考文件（如档案）在现代的"排斥仪式"中所扮演的重大角色。[1]

然而，应用文件对人进行重述的文化行为并不仅限于学科脉络，也不一定会因文件主体提出的"不良身份"形象而将他贬到最低。这些行为，有的存在于不同的"在地通行知识"领域之内，其在重述人、定义人的时候能够强调人的特殊知识或能力，也能够强调他们在更大社群中的地位。颁奖就是这类行为中的一种。

这种行为和不同的文件有关，和那些与档案有关的行为完全不同。档案的读者群是一些专家，他们比较狭隘；颁奖所影响的读者群却比较广。档案在"排除仪式"中扮演的虽不是主要角色，至少也是很重要的角色。而奖赏与特纳所说的"涵纳仪式"（rituals of inclusion）(Turner & Hepworth，1982)有关。

各种奖赏，如奖品、奖状等，都可以视为不同的文件。[2]（得到）奖赏通常代表人在社群中有了新的地位，这个新的地位使他拥有新的权益，担负新的责任。这些不同的文件会带来比较广的读者群，征召一批观众观看新故事的展开，即在进行麦尔霍夫（Myerhoff）所说的"界定仪式"

[1]　可以比较加芬克尔(Garfinkel，1956)与戈夫曼(Goffman，1961)的两篇文章。
[2]　我们了解到，这仍可能是依照主流知识分类的。

(definitional ceremonies):

  我称之为"界定仪式",将之理解成集体自我定义,特别是向群众宣告在别处并不存在的诠释。(1982:105)

  容纳较广的读者群并征召一群观众不但有助于新意义的延续与强化,还有助于修正既存的旧意义。

  另外,有些文件主要是作为文件主体的个人撰写的。在这类文件中,主体本身扮演主要角色,促使他定义自己。在这个过程中,他意识到自己参与了生活的构成。这会使他产生很强的责任感,也会使他意识到自己有能力介入生活与关系的塑造中。同理,麦尔霍夫在提到加州威尼斯一个犹太人小区的自我呈现与自我建构的活动时说:

  ……负起形塑自己的责任,并且保持真实与正直。在他们自己眼中,或扩大一点儿来说,在所有观察者眼中,他是在对自己的形象行使权力。这个形象有时是他们生活中唯一可控制的部分,但这绝非小事,因为这可能会使他们了解到自己的力量,在意识运作时还会成为快乐与理解力的源头。(1982:100)

证　书

  以下是一些称赞新故事的文件。例如,我们呈现了几张和被颁发证书者一起制作的奖状。读者应该会注意到这个发展过程,也会注意到最后有一张证书明确地邀请被颁发证书者发展新意义,也邀请观众观看这次的奖赏。有时候,被颁发证书者自己会很热心地寻找治疗中没有提到的观众。例如,我们发现有小朋友会把他们已经克服恐惧的证书带到学校,热心寻找需要克服恐惧的小朋友或已经领有"驯魔收惊师证书"的小朋友。

杜维曲中心

南澳大利亚阿德莱德市卡灵顿街
（08）2233966

降魔收惊师证书

　　兹证明＿＿＿＿＿＿＿＿＿＿＿已经接受完整的降魔收惊训练计划，现在是完全合格的降魔收惊师，可以帮助其他被恐惧困扰的小朋友。

日期：＿＿＿＿＿年＿＿＿＿＿月＿＿＿＿＿日

签名：＿＿＿＿＿＿＿＿＿＿＿＿＿＿＿

迈克尔·怀特
澳大利亚降魔收惊协会会长

狡猾的尿尿痊愈证书

兹证明＿＿＿＿＿＿＿＿＿＿＿已经将狡猾的尿尿置于妥善之处。

＿＿＿＿＿＿＿＿＿已经反制了狡猾的尿尿。狡猾的尿尿已经离开他/她了。

他/她现在已经不再泡在尿里了，而是沉浸在荣耀中。

日期：＿＿＿＿年＿＿＿＿月＿＿＿＿日

签名：＿＿＿＿＿＿＿＿＿＿＿＿＿＿＿＿

迈克尔·怀特

挣脱狡猾的便便证书

兹证明＿＿＿＿＿＿＿＿＿的生活已经脱离狡猾的便便的掌控。现在是狡猾的便便在＿＿＿＿＿＿＿＿＿的掌控中。他/她可以把狡猾的便便放在它所属之处。

以前，狡猾的便便使＿＿＿＿＿＿＿＿＿的生活混乱不堪，到处乱跑，甚至想欺骗＿＿＿＿＿＿＿＿＿是它的玩伴，使他/她曾经有一段艰难的时光。

但是现在＿＿＿＿＿＿＿＿＿的生活已不再混乱。狡猾的便便不再能为他/她制造艰难的时光，也不再能欺骗他/她了。若是有人想知道＿＿＿＿＿＿＿＿＿是怎样脱离狡猾的便便的掌控的，可以问他/她一些问题。

恭喜＿＿＿＿＿＿＿＿＿！

日期：＿＿＿＿＿年＿＿＿＿＿月＿＿＿＿＿日

签名：＿＿＿＿＿＿＿＿＿＿＿＿＿＿＿
迈克尔·怀特

注意力证书

兹证明＿＿＿＿＿＿＿＿＿＿＿已经能够控制且加强了自己的注意力。他/她因为做到了这一点，因而发现自己是受人欢迎的。

＿＿＿＿＿＿＿＿＿＿＿能够改善自己的注意力到这种地步，连他/她自己都感到惊讶。别人都很惊讶＿＿＿＿＿＿＿＿＿＿＿现在做事能够这么专心。阅读这张证书能够帮助他们了解这到底是怎么一回事。

日期：＿＿＿＿＿＿年＿＿＿＿＿＿月＿＿＿＿＿＿日

签名：＿＿＿＿＿＿＿＿＿＿＿＿＿＿＿＿＿＿＿

迈克尔·怀特

逃脱坏脾气证书

　　兹证明_____已经逃脱了坏脾气。这种坏脾气使他/她捅了很多娄子，也让别人很难过。

　　_____很乐意告诉别人他/她已经给这种坏脾气上了一课。现在这种坏脾气已经知道他/她不会再容许它让任何人难过。

　　为_____欢呼三声！

日期：_____年_____月_____日

签名：_____

迈克尔·怀特

逃脱痛苦证书

　　兹证明＿＿＿＿＿＿＿＿已经转身离痛苦而去。

　　他/她已经开除了痛苦这个伙伴，完全认识到痛苦一向很需要伙伴，也靠伙伴而活。

　　本证书要提醒＿＿＿＿＿＿＿＿和别人，他/她现在是适合快乐、不适合痛苦的人。

日　期：＿＿＿＿年＿＿＿＿月＿＿＿＿日

签　名：＿＿＿＿＿＿＿＿＿＿＿＿＿＿＿

迈克尔·怀特

逃脱罪恶感证书

兹证明_____已经克服罪恶感。

罪恶感现在已经不在他/她的生活中占有优先地位。现在在他/她的生活中占有优先地位的是他/她自己。他/她现在不是有罪恶感的人，而是自己。

本证书要提醒_____和别人，他/她已经辞去了担任他人生活超级负责人的职务，他/她不再那么脆弱地老是接受别人的要求，去在意别人的生活，也不再把自己的生活丢在一边。

日期：_____年_____月_____日

签名：_____

见证者：_____

迈克尔·怀特

戒除坏习惯证书

兹证明＿＿＿＿＿＿＿＿＿＿已经阻止坏习惯再影响他/她。

他/她现在已经很了解怎样才能戒除坏习惯了，所以凡是想戒除坏习惯的小朋友都可以向＿＿＿＿＿＿＿＿＿＿求助。

＿＿＿＿＿＿＿＿＿每次看到这张证书都会感到自豪。别人每次看到这张证书，也都会了解他/她做得很好。

恭喜＿＿＿＿＿＿＿＿！

日期:＿＿＿年＿＿＿月＿＿＿日

签名:＿＿＿＿＿＿＿＿＿＿＿＿＿＿

见证者:＿＿＿＿＿＿＿＿＿＿＿＿＿

迈克尔·怀特

特殊知识证书

兹在此宣告，经确认，_____确实对自己的需要及创造丰富未来的必要条件拥有特殊的知识。

所有有幸目睹此项成就的人都认为，他/她的成功是面对逆境时通过极大的努力获得的。

他/她成为自己的顾问这个事实，预告了他/她会和自己建立良好的关系，并充分欣赏自己的智慧。

现在颁发此证书以褒扬_____的成就，促使未能目睹其成功获取特殊知识之人士也能了解_____一家产生的变化。

本证书也同时宣告_____已经准备回答，也欢迎询问类似下列问题："你现在能够接受自己的劝告，真是令人耳目一新。你是怎样回归自己的生活的？""你是怎样才开始信任自己的权威，依赖自己的权威，而不依赖他人的权威的？""你现在已经有机会自己处理问题了——在自己的生活中拥有解决问题的能力。这会使你家庭的未来有什么差别？"

本证书自_____年_____月_____日生效。

签名：_____

见证者：_____

迈克尔·怀特

独立宣言^①

今年 14 岁的丹尼尔在 10 岁时罹患哮喘。他最早因运动引发哮喘后于 1984 年 9 月在奥克兰医院被诊断出患有慢性不稳定哮喘。他在医院住了 1 个月，后来由一家小儿科哮喘诊所持续追踪。1986 年 9 月，他又因为哮喘急性发作而住院，这一次，他差一点死掉。1987 年 4 月，他因为哮喘发作失控，家庭医师的救治和父母的努力都没有用了，医师认为，他已经接受以他的年龄而言用最多的药治疗慢性哮喘了。现在他们最担心的是他病情不稳定，随时都有可能因发作而丧命，必须不惜一切代价防止这种事情的发生，于是将他转诊到家庭治疗中心。

丹尼尔看起来比实际年龄小。我直接问他问题，他觉得很奇怪，必须让父亲或母亲帮他回答。我问他对哮喘了解多少，他似乎很疑惑，然后承认不了解。我问他："如果照料你(的哮喘)需要 100%，你自己做了多少，你的父母又做了多少？"他还是没办法回答，只好把问题转给父母。我坚持让他自己回答，不久后他开始摇头。他的父母笑了出来，因为他们太清楚答案了："我们做了 99%，他自己做了 1%。"

我尝试将"哮喘"这个问题外化为迂回狡猾的作怪者。我问了他关于哮喘的一些经验。他描述自己为漫不经心，不注意，中了埋伏。他一感觉到自己的不公平处境就变得十分健谈，他说姐姐塔娜(22 岁)曾告诉他怎么做，他也知道如何处理。我把塔娜的传授重新定义为"心理控制"(mind control)。

---

① 本部分由英尼斯·阿舍(Innes Asher,奥克兰大学资深讲师)与戴维·埃普斯顿共同执笔。

丹尼尔的父母告诉我，因为丹尼尔自己没办法按时吃药，又不记下最大呼吸量的时间，所以他们备感挫败。通过问话我发现，这对父母让孩子越来越依赖他们，而丹尼尔也确实越来越依赖他们，这两者是有关联的。但是因为他的生命随时会有危险，他们也不敢冒险。下面这封信是一次新的描述，控制哮喘的必要性在这里有了全新的意义。

....

亲爱的贾姬、阿瑟、丹尼尔：

丹尼尔，在我看来，你的哮喘狡猾又迂回。相对地，在我看来，你却开放、自然、信任他人，不会瞎猜疑。每次哮喘发作，你就任它搞怪，平时正常的时候，你漫不经心，又完全不提防它。所以最后当你发现哮喘向你走来时，这个病已经完全控制了你。就某种程度而言，你是中了埋伏，难怪你的父母要这么辛苦地照顾你。哮喘发作时，你总是半路才出现。那时候你已经十分落后了，当你想用心理控制法的时候已经来不及了，想用"进来，坐下放松"来防御也一样来不及了。塔娜教你的这种方法只有在你先对自己预警的时候才有效。你一直依赖你的父母向你提出预警，但是他们却需要你先提出预警。最大呼吸量就是主要的监测方法。

我们都同意执行下列计划：

1. 不要病情一好转就忘记了自己患有哮喘，你自己要多注意。另外一种方法是，说服哮喘不要这么迂回狡猾，要尊重你的成长。但这种方法的希望不大。你的哮喘很卑鄙，如果你不想再那么依赖类固醇，你就要用自己的计谋把这个搞怪者骗回去。你同意对自己的哮喘进行监测，找出它发作的方式和途径。这只是第一步。你自己认为最好的方法是：每天测六次最高呼吸量，然后记在自己的秘密笔记本里。冰箱上面那一张图表将会被取下来。贾姬和阿瑟如果担心的话，可以要求你让他们看你的笔记本。丹尼尔，只要哮喘有发作的迹象，你就要把任何蛛丝马迹记下来。如果你没有做，你的父母会帮你。

2. 这一次实验还有另外一面。丹尼尔，你同意负起照料自己病情的责任，不再因为你信任他人的天性而要求你父母承担这个责任吗？这次实验的目的是要你多了解自己的朋友（药品），这个朋友当然是哮喘的敌人。

3. 你要和阿舍医生见个面，问清楚依赖类固醇和其他药物的副作用。

去之前，先把问题写下来，免得忘记。

祝你好运！

迈克尔·怀特

....

在后来的会面中，丹尼尔的父母没有办法陪他一起前来，因为他的母亲紧急住院了，还被诊断出患有致命的疾病。她现在有自己的仗要打。我们在电话中讨论了这一点。丹尼尔来会面时带了一整袋的医疗倡导小册子，那是他和阿舍医生见面以后收集的。这次他只住了三天院，因为他早已久病成良医，所以现在开始担负起照料自己的责任了，他还非常热心地记录自己的病情。

....

亲爱的丹尼尔：

你确实已经慢慢了解哮喘了。正如你说的，"我已经比较了解药物的作用了，如松弛剂能够让我轻松呼吸"，我看到你在看书，觉得很有意思，好像已经开始了成为自己的哮喘专家的生涯一样。

如果你认识丹尼丝·高登①，你会朝这个方向更进一步。丹尼尔，只要你多了解哮喘，它就无法愚弄你。丹尼尔，你已经把住院时间从两个星期降到了三天。你现在都能按时吸喷入剂，不会忘记了。正如你所说的，你现在打的是整场球赛，你的积分越来越高，哮喘的积分则越来越低。你照料自己的病情，"卸下了父母心中的负担"。哮喘不能再轻轻一推就把你推倒了。你说哮喘现在会这么看你："那个家伙现在开始小心了，我现在得小心地防备他的诡计。"当然，你也有一些计谋。你一直在写秘密日记："我可以密切注意它（哮喘），镇定它的活动。它会告诉我它要去哪里。"另外，你也测到了最高呼吸量——470，难怪你这么自豪："我现在（住院时间）少多了——两个星期变为三天。"

无疑，哮喘仍处心积虑地要欺骗你，所以你还是要小心。

你父母了解到你有这些进展，他们对你说到做到感到很高兴。

你想出以下实验：

1. 多收集关于哮喘的知识，了解它的作用与方式；

2. 继续照料自己的病情，坚持按时吃药；

_____

① 奥克兰医院的哮喘教育专家。

3. 实验放松的方法；

4. 仔细解读，希望最后能够破解哮喘密码。

我期待与你的见面。到目前为止，你告诉我你已经"大量地""很多地""百分之七十地"增进了"自豪"的心。有了这样的进步，你愿意更进一步吗？

戴维·埃普斯顿

....

六周以后，我和丹尼尔父子再度见面。他们依照自己所定的"危机计划"对丹尼尔呼吸量读数的"降低"有了迅速的反应。丹尼尔自己也草拟了一份研究哮喘的科学计划。下面这封信叙述了这次会面的情形。

....

亲爱的阿瑟、贾姬、丹尼尔：

丹尼尔，你还是没有放松对哮喘的计谋的警觉。因此，你能注意到自己呼吸量的"降低"，迅速采取措施，在失控之前就挣脱病情的钳制。阿瑟，你说"我们很快就让他吸喷入剂"，也"让他吃类固醇，但在类固醇控制住病情之前他又迅速脱离"。丹尼尔，你一直在照料自己的病情。阿瑟，正如你所说的："我们开始脱离它。"丹尼尔，你也一直继续你"哮喘专家"的生涯，而且懂的越来越多。以前，你对哮喘毫无所知。我觉得你开始研究哮喘是很有抱负的行动，我猜你日后还会学到更多。目前你的哮喘知识已经包含了下列三个项目：

1. 我知道什么会引起哮喘；

2. 我知道什么可以防止哮喘；

3. 我知道哮喘会玩什么诡计。

你告诉我你的哮喘知识已经增加了50%。你觉得自己在"不这么依赖父母"的前提下有了很大的成长。阿瑟，你说丹尼尔现在"家庭作业也做得很好"，我一点儿都不惊讶。他不需要管束自己，甚至从被管束转变为懂得自我约束。丹尼尔，你建议自己"因为非做不可，所以就做"，这令我印象深刻。你对哮喘发作状况的"解读"也有了回报。现在，你可以不等它发作就把它处理掉。难怪从上次会谈以来，你的"自豪"已经增加了20%～30%。

丹尼尔，你同意负起责任进行下列任务：

1. 实验你姐姐告诉你的放松方法；

2. 到图书馆借阅有关美国历史的书，找出美国当年的《独立宣言》，然后写出自己脱离哮喘的"独立宣言"。

我期待和你的再次会面。

贾姬，希望能够见到你，也祝福你早日康复。我对你的勇气充满敬意。

戴维·埃普斯顿

....

六周以后，我们再度会谈。这一次我的同事派瑞尔·华塔——莱斯利中心的治疗师——也加入我们的会谈。丹尼尔的哮喘研究计划吸引了他。这一项研究计划甚至还被列入学校的比赛中。其间丹尼尔住院一次，为期四天，不过丹尼尔仍然照料着自己的病情，测量最高呼吸量，并坚持做功课。最重要的是他已经开始起草自己的"独立宣言"计划了。我想这件事应该很难，需要相当大的毅力。先研读文本，接着阅读注释，然后再应用在自己的状况上。他读给我听的时候，文件本身的遣词用句使他非常感动，他的朗读也使我入神。下面这封信叙述了这次会面的情形。

....

亲爱的丹尼尔、贾姬、阿瑟：

丹尼尔，你在哮喘专家生涯上已经有了相当大的进展。你的哮喘研究计划达到了相当高的标准，已经在学校的科学展览中参加展出。以前，你的哮喘知识很浅，现在却非常"深入"。做这样的研究计划使你有很多机会吸收并修正你的知识。我相信你现在知道的一定是你自己都想象不到的。或许你要过一段时间才会了解这一点。

没错，这次你只住了四天院。可是不要忘了，你以前一住院经常就是两个星期，这中间你已经进步了许多。阿瑟，你却说："哮喘又悄悄地落到了我们后面……，退步了好几天……它退步很快。"丹尼尔，你说这些进步是因为"我以前根本不注意自己的病情"。阿瑟，你却说："丹尼尔又开始不小心了。"不过，没有人是完美的！

丹尼尔，我要你问自己："哮喘有没有使我的脑子萎缩？别人称赞我的时候，哮喘是不是不希望我听到，免得我变得更坚强？我期待自己衰弱还是成长？哪一个才是我人生正确的方向？衰弱的人和自我成长的人，哮喘会喜欢哪一个？"

我对你的"独立宣言"感受极为深刻。我在这里附了一份给你。你应该把它裱框好，挂在书桌前或床头的墙上，想看的时候就看。

丹尼尔，按你父亲的看法，你一直在家庭作业和照料病情方面持续你的自我管束计划（"他家庭作业做得很好"）。

我还要你问自己："你是不是等到开始喘了才练习放松？橄榄球队如果等到要比赛了才开始练球，有可能打赢吗？"

派瑞尔说他希望你知道他的头没有发胀，而是心被打开了。他要我感谢你跟他分享对自己的新了解。他的心能够被打开，完全是因为你的"独立宣言"里充满了希望与坚信。

祝好！

戴维·埃普斯顿

独立宣言

在人类的发展过程中，人们必须挣脱和哮喘绑在一起的束缚，在人世的各种力量间，保持一种独立而平等的地位，遵守自然规律，维持自然界的上帝赋予他的与别人相等、正当、有能力的生活，不需要再提防哮喘。我们认为真理不言自明：每一个人天生平等，造物主赋予了每一个人完整的权利，其中包括生命、免于哮喘及一切邪恶事物的自由，去追求幸福，所以医生和药物才在这里保护我们。人们有权改换医生或尝试别的治疗法，但是人们不应该对长久以来已经确认有效的医生、药品等事物做革命性的改变。可是人们有权利推翻没有效的医学、医生、药品。如果哮喘是邪恶的，人们就有权推翻。我现在要做的就是这件事。我要推翻哮喘，做自己的主人。我选择的是我自己认为对的事情，不是哮喘认为对的事情。凡是哮喘替我选择、却对我有妨碍的事情，我绝对不会做。哮喘已经对我们做了很多坏事，造成了我们的很多不便。

所以我在这里很开心地宣布，从此刻开始，我已经推翻了哮喘的统治，挣脱了它的所有束缚。

丹尼尔·布莱第＿＿＿＿＿＿＿＿＿＿＿＿，于＿＿＿＿＿年＿＿＿＿＿月＿＿＿＿＿日，在新西兰＿＿＿＿＿＿＿＿＿市宣布。

本宣言由他的母亲贾姬·布莱第＿＿＿＿＿＿＿＿与父亲阿瑟·布莱第＿＿＿＿＿＿＿＿见证。

九周以后，我和丹尼尔父子再度会面。丹尼尔曾经面临是要健康成长还是因哮喘而衰弱的抉择，他选择以前者为日后的生活方式。我们在这次会谈中看到，他放弃了"案主"（client）的身份，开始担当其他患有哮喘的小朋友的顾问。

　　亲爱的丹尼尔、贾姬、阿瑟：

　　丹尼尔，你仍然继续着你的哮喘专家生涯。常有人问起你的哮喘研究计划，"大部分时候我都能够回答他们的问题"。你的父亲和母亲都对你自己照料病情很有信心，所以你放心地到基督城旅行。你和塔娜处理了一次哮喘发作，结果是你安然无恙。换成以前，你很可能会放弃，但是现在，"因为我写的笔记"，你就"马上开始处理"。

　　至于成长或衰弱的生活方式，你选择的似乎是成长。证据如下：

　　1. 你父母不在时，你选择的是攻击哮喘；

　　2. 你在东湾学校跑步时，你爸爸阿瑟报告说，你"半途开始哮喘，但是还是继续跑……他跑过了他的哮喘"，因为这样，你的时间进步了一分二十二秒；

　　3. 你的身体越来越强壮，这期间你的身高增加了3厘米，体重增加了1公斤。

　　你对六个月前的自己的建议有：

　　1. "继续记笔记是主要的事情……我都自己做"，阿瑟，你报告说，丹尼尔做的不只是记笔记而已，还"诠释其内容"；

　　2. "研究哮喘……我学习哮喘知识时还是跑完了全程"；

　　3. "及早行动"。

　　丹尼尔，你说因为努力"了解自己"，所以对自己"稍微有了一点儿信心"，因为"自己做事情，而且想要成功"的关系。

　　丹尼尔，我不知道你是否已经准备好做顾问工作了，所以为了评估你是否适合，请你回答下列的问题并写下答案，然后寄给我做评估：

　　1. 你和你的父母谁比较适合照料哮喘；

　　2. "年轻人应该任由哮喘摆布，还是应该宣布自己生活独立，不受哮喘的钳制"；

　　3. 年轻人如果想知道哮喘会搞出什么问题，他们会发现什么。

　　阿瑟，你注意到丹尼尔变得很成熟。"他现在比较独立了……事情处理得很好……自己准备午餐……自己做功课……自己修理脚踏车。"我也注意到了他成长上的大进步。

丹尼尔，如果你当初向哮喘投降，就会：衰弱而非成长；会懦弱，不坚强；会很依赖，不独立；会绝望，而不是充满希望；会自卑，而非自信；会无知，而非有知识；会幼稚，而非成熟。丹尼尔，对我来说很明显的是，你已经越来越独立，不再受哮喘的钳制了。

我建议三个月之内我们再见一次面，讨论一下反哮喘顾问的事。

致以我诚挚的问候！

戴维·埃普斯顿

....

自丹尼尔转诊到家庭治疗中心 11 个月以来，他确实在控制哮喘方面有了进步，已经不再有可能出现致命的发作了。这期间有两次住院，但是和转诊前的两次住院比起来病情已经减轻。他有几次发作都是在家里处理完毕的，不需要到医院急救。他在母亲生病住院的极大压力下，对监督自己病情的态度却很友好。

他的慢性哮喘有时候还是会发作，但是他控制状况的能力已经有了很大的进步。

自我认证的证书

第一次和路易丝一家人见面时，我觉得她很难接触。她很容易退缩，不管是谁，只要想和她讲话，她都会哭出来。随着访谈的进行，虽然我们一直保证她不需要主动参与，但她还是越来越沮丧。她的家人告诉我说那不是我的错，她不管在什么状况下都是这样的。

几年前，她因为被诊断出患有精神分裂症而转诊到我这里。她从 16 岁那年开始一直过着退缩的生活，很忧郁，一旦没有父母的安慰，就感到绝望，又常常觉得有东西附身，常常听到"声音"。我在探询她的家人最关心的事情时，发现他们对她的病情和预后都很熟悉。他们向我描述了一个很黯淡的情景，路易丝的精神分裂症让每个人都非常沮丧。我问了他们一些话，希望能够引导这一家人将路易丝的精神分裂症外化，鼓励他们说出自己最关心的事情（White，1987）。

这次会谈快结束时，路易丝恢复了镇静，讲了一下精神分裂症对她的影响。休息以后，在进行团体讨论时，我向他们分享了对他们一家人的观察。我特别提到路易丝刚刚访谈时恢复镇静的情况。如果考虑到她是处在一个不熟悉的环境之下——她并没有稳固的立足之地——那么这次她能恢复镇静就很了不起。我问她是怎么做到的，她似乎很惊讶地发现这是自己的成就。

这个"特殊意义经验"，加上她的家人也参与了与此相关的意义的发展，表明出现了转折点。他们生活中的新发展的大门已经打开了。几次会谈，我们都邀请她和她的家人一起为生活做新的记录，重新描述她的关系和她这个人。这时候，路易丝已经摆脱了过去的退缩，开始有了新的渴望。她开始结交新朋友，又去当了志愿者后，平时吃的药量也跟着降到最低。

前几年，她接触过治疗团体。那时的她常常觉得很忧愁，抱怨那些"声音"控制了她，把她吓坏了。这时，医师通常都会马上和她约诊。但是医师常常发现她还没有准备好，就想跨出很大的一步，"两只脚还没有长到足以支撑重量的程度"，她就想站起来（这一类四肢力量的故事都是从一些成功的小故事中找来的）。

她最容易受到轻率的伤害的时候，是在总想符合某种人格"规格"的时候。这种人格"规格"使她看不到自己独特故事里重要的部分。这种有问题的"规格"常常戴着"期望""雄心"等面具，她也认为它们就是这种东西。可是当她的"期望"和"雄心"比判断力占优势时，她会感觉自己控制不了身体这个"东西"。

又一次发生这种危机时，她打电话给我，说她的"声音"已经让她难过了两个星期了。我们约了时间，后来在候诊室看到她时她在哭。进入谈话室以后，她恢复了镇静，还能够回答一些问话。没错，她自己也很惊讶能够来会谈，因为那些"声音"一直要求她回去，一直说我和治疗团队的坏话。不错，这件事告诉她的是，即使在这种敌对状态下，她还是可以击败那些"声音"的。这一点很重要，她必须知道。这件事也告诉我和我的同事，她已经比那个"声音"强大了。这是我们都应该赞赏的。

她的"声音"不再发脾气以后（我常说幻听是"发脾气的声音"），我们发现，这个"声音"总是在她太过勉强自己去准备某个具有雄心壮志的困难计划时控制住她。如果她能够不要求自己符合这些期望，能不能更欣赏自己？"能！"如果要她向那个"声音"证明这一点，她有没有什么想法？"有。"这一次会谈，我问她为什么现在这个"声音"控诉她时会这么小声，她回答说："是因为我把这个声音脚下的地毯一下子抽掉了，这显然可以证明我已经使它们变得弱小了，它们现在只能抓到稻草。"

会谈结束时，我和她一起写下了以下这封"致所有关心的人"的信件。

....

这封信是想让每一个人知道路易丝已经找到了自己，开始有自己的想法了。她主导自己的生活，那个发脾气的"声音"现在已经没办法逼她陷入绝境了，她自己占了上风。只要有必要，她以后还会继续教训这个"声音"。这并不表示这个"声音"已经罢手，不再企图改变路易丝，不再要她听话。然而我们可以看到，这个"声音"的命运很清晰，路易丝已经制止了它，她把问题丢回给它，开始占上风。它已经被削弱成可笑的存在了，甚至还试着去想做最荒唐的事情。

这证明它已经因为路易丝的行动而虚弱了许多。

除此之外，路易丝最近又采取了一些行动来压制这个"声音"。她知道，这个"声音"总想在她勉强出手和太担心别人的时候欺骗她，所以她告诉自己的雄心，如果她能够按照自己的步调，想做什么就做得到，她会很欣赏自己。对于"忧愁"，她决定慷慨一点儿，多和别人分享一点儿，免得别人失职。从现在开始，她只会忧愁属于她自己的忧愁，她甚至会想办法帮助别人，借此欺骗那个"声音"，让它相信她一点儿都不忧愁。

不管什么时候，只要那个"声音"又开始大声、无礼，她都会拿起这封信，把它贬抑为意念。这个时候，她会让它知道她是绝对无情的。

....

路易丝离开时，已经把那个"声音"贬抑为无声的意念了。她相信，如果那个"声音"再回来找她，这封信可以帮助她反抗。两个星期以后，我们做了一次追踪会面。她说那个"声音"已经开始尊重她了，现在只有少数几次需要用到这封信。那个"声音"的反应也很快，看到这封信的时候马上就停止骚扰她。

她一直在进步，危机越来越少。后来等到她觉得已经准备好的时候，治疗团队为她开了一个小小的舞会，庆祝她得到"特别的知识"，并颁奖给她。

特殊知识证书

　　兹证明_____已经成功地恢复了自己的生活。

　　虽然幻听一直虚张声势，要她相信它就是她的生活，但是她还是夺回了自己生活的主权。

　　每一个看到这张证书的人都会好奇_____是如何"把问题丢回"给那个声音的。她已经准备好要回答关于这方面的任何问题了。

　　不管什么时候，那个声音要是看到这张证书，都会了解自己"气数已尽"。

日期：_____年_____月_____日

签名：_____

见证者：_____

迈克尔·怀特

（代表医疗团队）

结　论

简短地下个结论，我们相信本书所列的各种信件、文件、证书本身已经说得很清楚了。我们选择呈现这些，目的是要证明文学方法可以被广泛地应用在问题的呈现上。

布鲁纳见证了文学对创造新可能、新现实、新世界的重大贡献：

我一直想证明，文学作为一种艺术，使我们能对两难的状况保持开放，对假设保持开放，对文本可能述及的各种可能的世界保持开放。我用"假设"来表达这个世界不是那么固定、那么陈腐，而是充满着创造性的。文学可以做的是假设，创造陌生的世界，使明显的变得不明显，不可知的变成比较可知的，它的价值也对理性和直觉较开放。以这种精神而言，文学是通往自由、轻快、想象力及理性的工具。要反抗黑暗的长夜，这是我们唯一的希望。（1989：159）

同理，我们也要见证叙事与写作这套兼容并蓄的治疗法。我们发现，写作可以带来新的观点和"多重可能性的世界"，也带来生活经验重大面向的"重新创造"，带来促使人改写自己生活与关系的特权。我们在本书中呈现了几个叙事法的样本。我们相信，叙事法促成的治疗法是自由的工具，是可以在人面对"黑暗的长夜"时为人带来极大希望的治疗法。

参考文献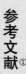

Anderson, H., & Coolishian, H. A. (1988). Human systems as linguistic sys-
tems: Preliminary and evolving ideas about the implications for clinical
theory. **Family Process,** 27 (4), 371-393.

Barlow, C., Epston, D., Murphy, M., O'Flaherty, L., & Webster, L. (1987). In
memory of Hatu (Hayden) Barlow 1973-1985. **Case Studies,** 2 (2): 19-37.

Bateson, G. (1972). **Steps to an ecology of mind**. New York: Ballantine Books.

Bateson, G. (1979). **Mind and nature: A necessary unity**. New York: Dutton.

Brooks, P. (1984). **Reading for the plot : Design and intention in narrative.**
New York: Random House.

Bruner, E. (1986a). Ethnography as narrative. In V. Turner, & E. Bruner
(Eds.), **The anthropology of experience.** Chicago: University of Illinois
Press.

Bruner, E. (1986b). Experience and its expressions. In V. Turner, & E. Bruner
(Eds.), **The anthropology of experience.** Chicago: University of Illinois
Press.

Bruner, J. (1986). **Actual minds, possible worlds,** Cambridge MA: Harvard
University Press.

Bruner, J. (1987). Life as narrative. **Social Research,** 54 (1).

Burton, A. (1965). The use of wtitten productions in psychotherapy. In L.
Pearson (Ed.), **Written communications in psychotherapy.** Springs, IL: C.
C. Thomas.

Cecchin, G. (1987). Hypothesizing, circularity, and neutrality revisited: An in-
viation to curiosity. **Family Process,** 26 (4): 405-413.

---

① 为方便读者查阅，本书按原版复制参考文献。

Chafe, W. (1985). Linguistic differences produced by differences between speaking and writing. In D. R. Olson, N. Torraru, & A. Hildycrill (Eds.), **Literacy, language and learning.** Cambridge, MA: Cambridge University Press.

Chatwin, B. (1988). **The songlines.** London: Picador.

Durrant, M. (1985). Bowling out fears–Test victoy for double description. **Dulwich Centre Review.**

Durrant, M. (1989). Temper taming: An approach to children's temper problems--revisited. **Dulwich Centre Newsletter,** Autumn.

Epston, D. (1983). Cheryll–Anne's new autobiography. **Australian Journal of Family Therapy,** 4 (4): 259-261.

Epston, D. (1984a). A story in a story. **Austalian Journal of Family Therapy,** 5 (2): 146-150.

Epston, D. (1984b). Guest Address, 4th Australian Family Therapy Conference. **Australian Journal of Family Therapy,** 5 (1): 11-16.

Epston, D. (1985a). A fair exchange. **Austalian & New Zealand Journal of Family Therapy,** 6 (2): 114-115.

Epston, D. (1985b). The family with the malediction. **Austratian & New Zealand Journal of Family Therapy,** 6 (3): 175-176.

Epston, D. (1986a). Writing your biography. **Case Studies,** 1 (1): 13-18.

Epston, D. (1986b). Competition or co-operation? **Australian & New Zealand Journal of Family Therapy,** 7 (2): 119-120.

Epston, D. (1986c, February). Counter-dreaming. **Dulwich Centre Newsletter.**

Epston, D. (1988). One good revolution deserves another. **Case Studies,** 3 (2): 45-60.

Epston, D. (1989). Temper tantrum parties: Saving face, losing face, or going off your face. **Dulwich Centre Newsletter,** Autumn.

Epston, D., & Brock, P. (1984). A strategic approach to an extreme feeding problem. **Australian Journal of Family Therapy,** 5 (2): 111-116.

Epston, D., & Whitney, R. (1988). The story of Dory the cat. **Australian & New Zealand Journal of Family Therapy,** 9 (3): 172-173.

Foucault, M. (1965). **Madness and civilization: A history of insanity in the age of reason.** New York: Random House.

Foucault, M. (1973). **The birth of the clinic: An archeology of medical perception.** London: Tavistock.

Foucault, M. (1979). **Discipline and punish: The birth of the prison.** Middlesex: Peregrine Books.

Foucault, M. (1980). **Power/knowledge: Selected interviews and other writings.** New York: Panteon Books.

Foucault, M. (1982). The subject and power. In H. Dreyfus & P. Rabinow, (Eds.), **Michael Foucault: Beyond structuralism and hermeneuties.** Chicago: University of Chicago Press.

Foucault, M. (1984a). **The history of sexuality.** Great Britain: Peregrine Books.

Foucault, M. (1984b). Space, knowledge and power. In P. Rabinow (Ed.), **The Foucault reader.** New York: Pantheon.

Foucault, M. (1984c). Nietzsche, geneology, history. In P. Rabinow (Ed.), **The Foucault reader.** New York: Pantheon.

Garfinkel, H. (1956). Conditions of successful degradation ceremonies. **American Journal of Sociology,** 61: 420-424.

Geertz, C. (1976). From nature's point of view: On the nature of anthropological understanding. In K. Basso & H. Selby (Eds.), **Meaning in anthropology.** Albuquerque, NM: University of New Mexico Press.

Geertz, C. (1983). **Local knowledge: Further essays in interpretive anthropology:** New York: Basic Books.

Geertz, C. (1986). Making experiences, authoring selves. In V. Turner & E. Brunner (Eds.), **The anthropology of experience.** Chicago: University of Illinois Press.

Gergen, M. M., & Gergen, K. J. (1984). The social construction of narrative accounts. In K. J. Gergen & M. M. Gergen (Eds.), **Historical social psychology.** Hillsdale: Lawrence Erlbaum Associates.

Goffman, E. (1961). **Asylums: Essays in the social situation of mental patients and other inmates.** New York: Doubleday.

Goffman, E. (1974). **Frame analysis.** New York: Harper.

Harre, R. (1985). Situational rhetoric and self-presentation. In J. P. Forgen (Ed.), **Language and social situations.** New York: Springer-Verlag.

Irigaray, L. (1974). **Speculum de l'autre femme.** Paris: Minuit.

Iser, W. (1978). **The act of reading.** Baltimore, MD: Johns Hopkins University Press.

Meadow, J. (1985). Video & Audio Review. **Australian & New Zealand Journal of Family Therapy,** 6 (2): 117-118.

Menses, G., & Durrant, M. (1986). Contextual residential care: The application of the principles of cybernetic therapy to the residential treatment of irresponsible adolescents and their families. **Dulwich Centre Review.**

Munro, C. (1987). White and the cybernetic therapies: News of differences. **Australian & New Zealand Journal of Family Therapy,** 8 (4): 183-192.

Myerthoff, B. (1982). Life history among the elderly: Performance, visibility and remembering. In J. Ruby (Ed.), **A crack in the mirror: Reflexive perspectives in anthropology.** Philadelphia: University of Pennsylvania Press.

Rabinow, P. (1984). **The Foucault reader.** New York: Pantheon.

Ricoeur, P. (1980). Narrativetime. **Critical Inquiry,** Autumn, p. 171.

Spender, D. (1983). **Women of ideas: And what men have done to them.** London: Ark.

Stubbs, M. (1980). **Language and literacy: The socialinguistics of reading and writing.** London: Routledge, Kegan, Paul.

Tomm, K. (1987). Interventive interviewing: Part II, Reflexive questioning as a means to enable self healing. **Family Process,** 26: 167-184.

Tomm, K. (1989). Externalizing problems and internalizing personal agency. **Journal of Strategic and Systemic Therapies.**

Turner, V. (1969). **The ritual process.** New York: Cornell University Press.

Turner, V. (1974). **Drama, fields and metaphor.** New York: Cornell University Press.

Turner, V. (1986). Dewey, Dilthey, and drama: An essay in the anthropology of experience. In V. Turner & E. Bruner (Eds.), **The anthropology of experience.** Chicago: University of Illinois Press.

Turner, B. S. & Hepworth, M. (1982). **Confessions: Studies in deviance in religion.** London: Routledge, Kegan, Paul.

van Gennep (1960). **The rites of passage.** Chicago: University of Chicago Press.

White, M. (1984). Pseudo-encopresis: From avalanche to victory, from vicious to virtuous cycles. **Family Systems Medicine,** 2 (2).

White, M. (1985). Fear busting and monster taming: An approach to the fears of young children. **Dulwich Centre Review.**

White, M. (1986a). Negative explanation, restraint and double description: A template for family therapy. **Family Process,** 25 (2).

White, M. (1986b). Anorexia nervosa: A cybernetic perspective. In J. Elka-Harkaway (Ed.), **Eating disorders and family therapy.** New York: Aspen.

White, M. (1986c). Family escape from trouble. **Case Studies,** 1 (1).

White, M. (1987, Spring). Family therapy and schizophrenia: Addressing the 'In-the-corner lifestyle.' **Dulwich Centre Newsletter.**

White, M. (1988, Winter). The process of questioning: A therapy of literary merit? **Dulwich Centre Newsletter.**

叙事治疗的力量：故事、知识、权力（全新修订版）

内容提要

本书以创新的理论为背景，为现实生活中遇到的一些问题提供了有效的、有趣的处理方法。作者之一迈克尔·怀特提出的"问题的外化"方法，在家庭治疗领域中是一种理论与临床的创新。

人和问题一旦清楚地分开，就能观察到自己与问题的互动，进而提出关键问题：是问题对人的影响比较大，还是人对问题的影响比较大？

作者一开始就假设：无论是自己发明还是别人代为发明，人的生活故事如果不能完整地呈现真实的生活经历，人们就会遇到问题。写作或重写人的生活经历的过程是一种治疗方法，叙事因此在治疗过程中扮演了主角。

针对叙事治疗，书中提供了许多实例，邀请并鼓励遇到问题的人们通过反省来（在叙述或重说自己的故事的过程中）写作或重写自己的经验与关系。在叙事治疗中，信函、文件、证书等成为我们重新界定自己与问题关系的工具。简单地说，就是将问题外化、对问题进行质问，从问题中获得知识与力量。